Le guide décapant des parents imparfaits

BÉBÉ BIO

Camille Skrzynski
En collaboration avec Candice Anzel

MARABOUT

À mon homme et mes amis qui m'ont apporté
un immense soutien tout au long de ce travail.
À Manon, un grand merci pour ton expertise bio,
à Tiphaine pour ton avis de sage-femme,
à Mélanie Sabarthes-Jolivert pour votre regard de naturopathe.
À tous ceux qui me liront.
Camille Skrzynski

SOMMAIRE

Quel type de parent BIO êtes-vous ?

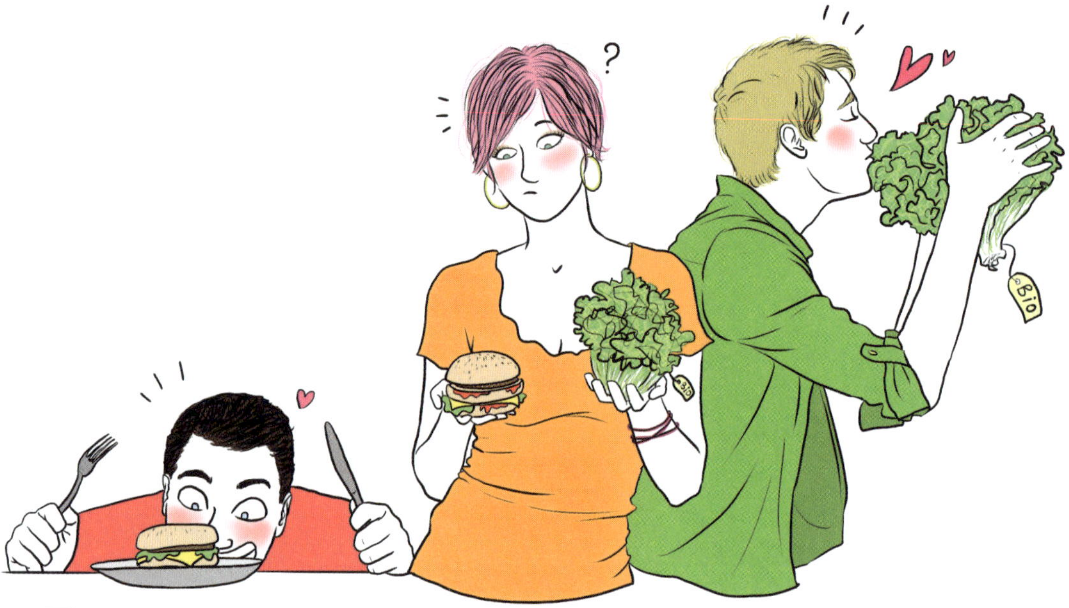

☐ Je laisse le BIO à ceux qui ont le temps et l'argent pour ça !

☐ Je suis un peu dépassé, mais j'ai souvent une démarche BIO d'instinct.

☐ Je fais tout BIO ! J'aurais d'ailleurs dû écrire ce livre !

Si vous avez coché la première case, ne vous fiez pas aux clichés et lisez ce livre ! Vous ne serez plus jamais le même par la suite...
Si vous avez coché la deuxième case, vous avez un bon pif et ce livre est fait pour vous !
Si vous avez coché la dernière case, vous êtes un peu comme ce premier de la classe sur lequel on a envie de taper mais on vous garantit que vous aimerez ce livre.
Quoi que vous ayez coché, nous vous conseillons également d'investir dans les autres tomes de la collection des Guides décapants des Parents Imparfaits, qui font vraiment chouette sur une étagère de bibliothèque avec toutes ces jolies tranches colorées !

INTRODUCTION

Votre nouveau-né est ce que vous verrez de plus beau, de plus pur de toute votre vie ! Il se révèle, avant même qu'il naisse, votre bien le plus précieux. Votre instinct maternel ou paternel vous incite à le protéger de toute menace au quotidien. Surtout si c'est votre premier enfant, vous prêtez alors attention à un jargon qui vous inquiète, tel que « perturbateur endocrinien ». Vous doutez de la bonne foi des cosmétiques et produits d'hygiène destinés aux bébés qui prônent une composition totalement clean. Vous vous alarmez en constatant que les couches jetables sont blanchies au chlore. Vous vous interrogez sur les effets allergisants et agressifs des produits de ménage, sur l'ingestion dès les premiers mois de vie d'aliments issus d'une agriculture arrosée à coups de pesticides...

Mais... vous êtes perdu dans une jungle d'informations et de diktats de la bonne conduite du parent bio parfait. Vous avez l'impression que le BIO est une sorte de secte, soit on s'en moque, soit on s'y convertit ! Que nenni ! Gardez surtout à l'esprit qu'un parent n'est rien qu'un être humain qui fait au mieux avec ce qu'il a. On ne peut pas tout faire bio, manger bio, respirer bio, faire caca bio... Alors, arrêtez de culpabiliser de ne pas en faire assez ou pas assez bien. Dans ce guide, nous tentons de vous donner les bases de ce qui pourrait bien, peut-être, changer votre vie et celle de bébé en mieux ! Piochez-y ce qui vous paraît essentiel et réalisable, ce pour quoi vous avez vraiment envie de prendre du temps et ne complexez pas d'avoir mis de côté le reste.

CHAPITRE 1

PRENDRE SOIN

de soi-même…

Ne pas devenir QUE parent

Nous avons tendance à nous oublier en mettant au monde notre plus belle création. Il faut dire que bébé est chronophage et que le peu de temps que l'on se consacre, les premières semaines, entre quatorze tétées ou biberons, on le rentabilise surtout dans des siestes ! Il faut dire aussi que notre corps ne se prête pas du tout au glamour, avec les vergetures fraîchement éclatées, les kilos à perdre, le vomito de lait caillé sur l'épaule, les hormones en berne… Et on s'arrêtera là car la liste est un peu longue !
La maman prend souvent le dessus sur la femme qui est en nous. Pourtant, il est important de se bichonner ! C'est bon pour votre corps et votre moral, ainsi que pour bébé, qui fonctionne en petite éponge de vos émotions. C'est bien sûr valable pour papa, avec le problème des vergetures et des hormones en moins !

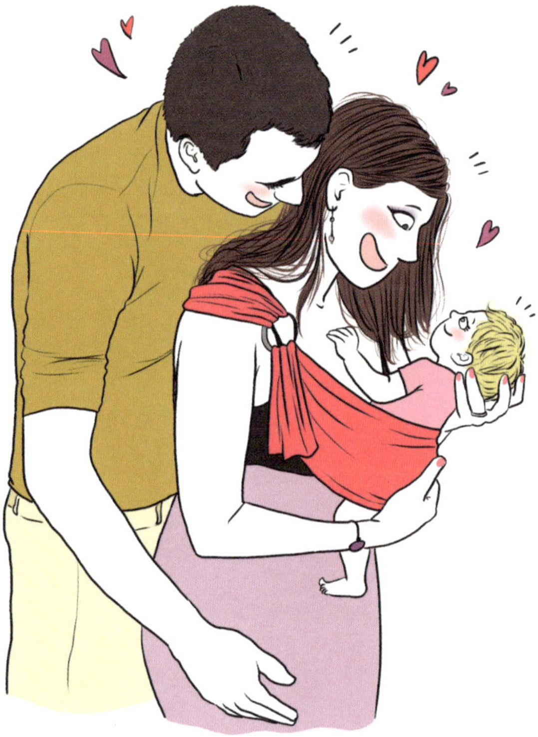

Les jeunes parents auxquels on aimerait ressembler...

...ce à quoi on ressemble dans la réalité !

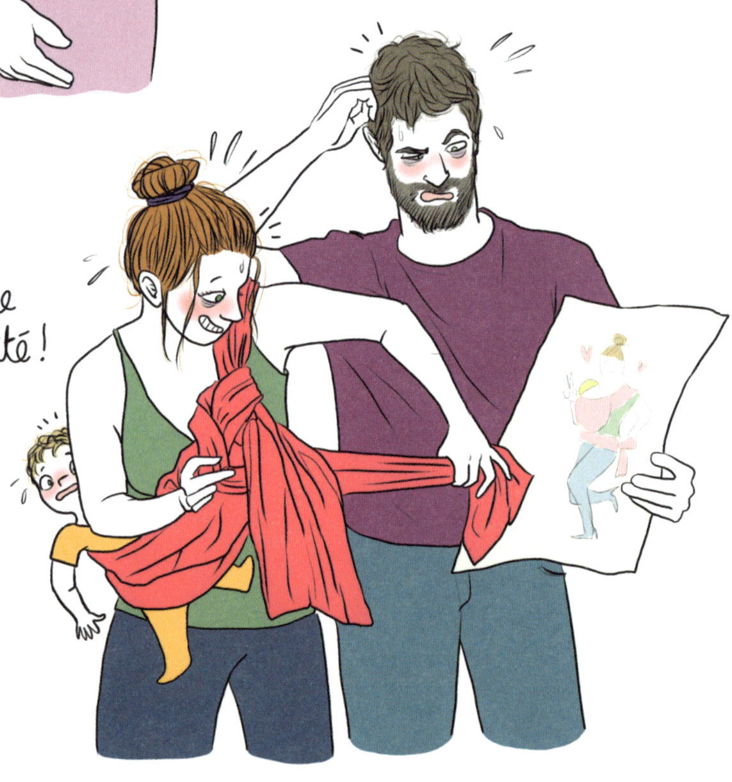

Êtes-vous prêt à vous convertir au bio ?

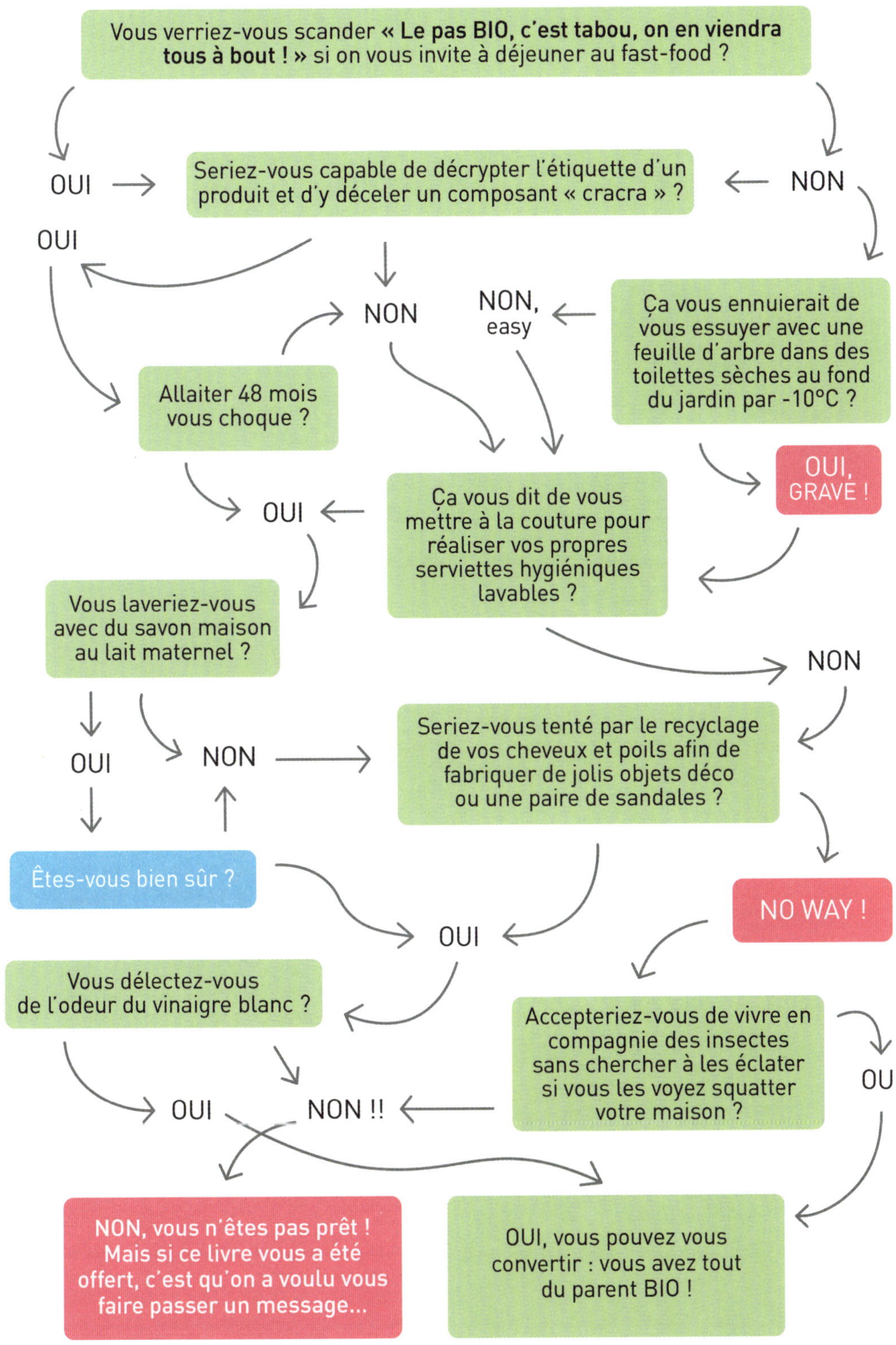

— LE BIO —
coûte-t-il vraiment plus cher ?

Avant de commencer votre initiation, parlons vrai !

Couches jetables (écologiques) Sur trois ans, bébé salira 4 500 couches à 0,30 €, ce qui vous fera débourser 1 350 € ! À ce prix vous auriez pu vous offrir un voyage aux Caraïbes. Mais tout cet investissement partira au final à la poubelle.	**Couches lavables bio** Sur trois ans, vous laverez 30 couches et inserts pour la modique somme de 600 €. Il vous reste donc assez pour vous offrir ce fameux voyage aux Caraïbes.
6 mois de lait maternisé Vous achèterez 26 boîtes pour un total de 390 € ! Mais vous aurez les tétons en paix.	**6 mois d'allaitement exclusif** 0 € (Ça vaut bien quelques crevasses.)
Petits pots industriels pour bébé de 6 à 12 mois Votre budget de petits pots industriels jusqu'à 12 mois reviendra à 486 €... vous avez surtout payé pour le temps économisé à ne pas les préparer !	**Petits pots faits maison avec des légumes bio, pour bébé de 6 à 12 mois** Le coût de revient est à 180 €, c'est cool, non ? Ce qui vous coûtera le plus cher sera le temps que vous y passerez, mais vous trouverez des astuces d'organisation dans les pages sur la diversification, chapitre V !
Un jouet d'éveil En plastique, sonore, qui fonctionne à piles, dont la musique entêtante finit par vous rendre dingue... coûte environ 30 €.	**Un jouet d'éveil au naturel** Une bouteille de plastique vide, du riz dedans, un peu d'huile de coude et voilààà ! Un jouet qui va passionner bébé et vous permettre de gagner quelques précieuses minutes de tranquillité ! 0 € de budget.
Liniment (200 ml) dans le commerce 5,95 €... et 10 secondes le temps de le choisir. Vraiment le temps, c'est de l'argent !	**Liniment (200 ml) fait maison** Celui dont vous trouverez la recette chapitre II : coût de revient à 2,65 € et 10 minutes de temps consacré à la préparation.

— JOURNÉE TYPE —
du parent bio PARFAIT

5 H 45 Le parent bio parfait se lève avec le chant du coq puis enfile ses vêtements de chanvre écologique.

5 H 58 Il prend son petit déjeuner avec les enfants : un bol de thé vert détoxifiant ainsi qu'un müesli de graines, céréales et fruits secs, arrosé de lait de soja.

6 H 20 Tout le monde s'est brossé les dents à l'huile de coco. Le parent file au potager récolter ses légumes : topinambours, blettes, panais… des noms qui font rêver ! Puis il nourrit les poules avec les épluchures de légumes de la veille, car le parent bio parfait est aussi écolo et prône le « zéro déchet ».

6 H 45 Il emmène ses enfants à l'école dans une remorque accrochée au vélo pour ne pas polluer, mais comme il habite en pleine campagne, il se tape 20 km de route. Le parent bio parfait a donc des cuisses et un cul d'enfer.

16 H 45 Le parent bio récupère sa tribu et distribue le goûter : des galettes de maïs sans sucre, sans sel, sans saveur. Autrement dit du carton. Il repart pour 20 km de vélo en tractant les enfants ! Le parent bio parfait a vraiment une volonté d'enfer.

18 H 32 À la maison, pendant que les enfants font leurs leçons, les parents concoctent le dîner : duo de quinoa et boulgour au tofu puis un fruit du jardin en dessert.

19 H 33 Après s'être sustentés, les enfants font un dernier pipi aux toilettes sèches dehors.

20 H 24 Les parents couchent leurs petits, qui serrent leurs doudous en coton équitable contre leur cœur, tout en écoutant la lecture du soir. C'est l'histoire d'une jeune fille qui voulait préserver sa planète et sa santé, qui décida donc d'inciter le prince à faire pratiquer la permaculture dans tout le royaume. À la fin, ils vécurent heureux, sans pesticides et eurent beaucoup d'enfants biologiques.

22 H 06 Les parents bio vont se coucher. Ils aiment bien bouquiner un petit peu avant de trouver le sommeil. Quelques pages de la bible des huiles essentielles ou bien le guide du régime sans gluten puis ils rejoignent les bras de Morphée en toute perfection.

22 H 08 Oh et puis non ! Ce soir, les parents bio parfaits s'accordent quelques galipettes nature, garanties sans parabène, sans perturbateurs endocriniens et sans OGM !

— 5 RECETTES —
pour bichonner maman naturellement

Pensez à étiqueter vos produits (nom du produit, date, ingrédients pour tracer une éventuelle réaction allergique). Certains dosages nécessiteront une balance de précision ou une pipette graduée. Vous pouvez vous procurer tous ces ingrédients dans des magasins bio ou sur Internet sur les sites spécialisés. Pour ce qui est des flacons, soit vous faites de la récup, soit vous les trouvez sur ces mêmes sites Internet. Munissez-vous d'un petit entonnoir pour transvaser vos préparations liquides dans les flacons.

Déodorant naturel et magique pour ne plus puer des aisselles

Vous aurez besoin d'une balance de précision.

Ingrédients

- récipient : un pot en verre (style pot de confiture) ou un stick vide
- 50 g d'**huile de coco** vierge
- 20 g d'**amidon de maïs bio**
- 1 g d'**allantoïne**
- 5 g d'**oxyde de zinc**
- 22 g d'**argile blanche**
- 50 gouttes de **Bacti-Pur**
- 3 à 4 gouttes de **vitamine E**, pour la conservation
- 30 gouttes d'**algo'zinc** (facultatif)
- 1 g de **cire d'abeille** (en été)
- quelques gouttes d'**huile essentielle** si on veut qu'il y ait une odeur (tea tree ou citron par exemple)

Préparation : mixez les poudres entre elles avant d'ajouter les liquides sinon cela formera des grumeaux. Mélangez le tout et versez la préparation dans le pot. Voilà, c'est tout simple.

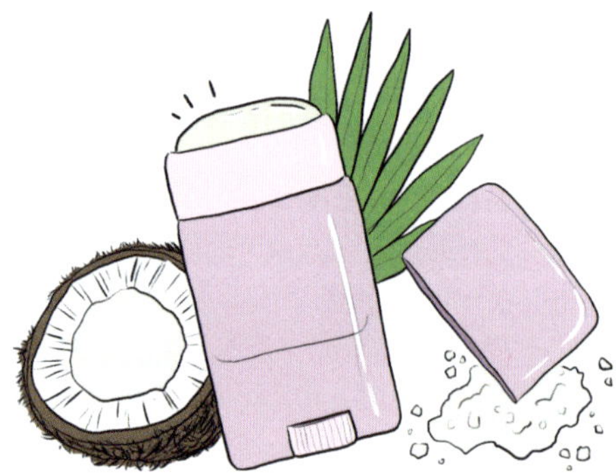

Utilisation : prenez une noisette avec les doigts et étalez sous les aisselles (propres de préférence). Nous vous rappelons que le déodorant ne remplace pas une bonne douche !

Conservation : environ 3 à 6 mois.

Shampoing poudré au tea tree pour les matins éclair

Vous aurez besoin d'une balance de précision.

Ingrédients

- récipient : un flacon vaporisateur à poudre de contenance 140 ml
- 56 g d'extrait d'**amidon de maïs bio** (poudre)

- 12 g d'**argile illite verte surfine**
- 12 g d'**argile Multani mitti** (poudre)
- 9 gouttes d'**huile essentielle de tea tree** ou de votre choix (citron, menthe...)

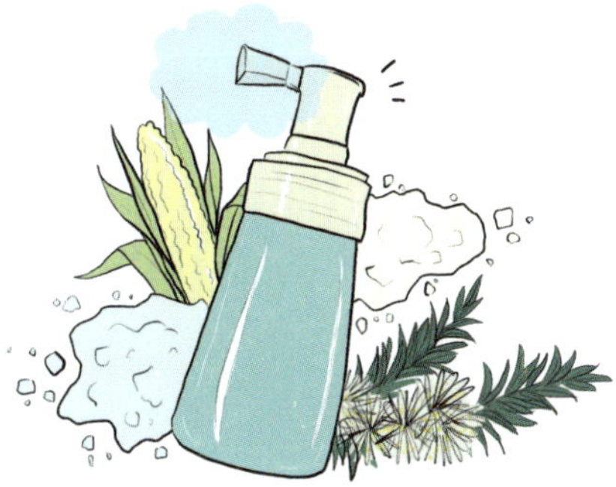

Préparation : mélangez l'ensemble dans un mortier avec un pilon. Si vous n'avez pas de mortier ni de pilon, servez-vous d'un récipient costaud et d'un manche de marteau (propre). Si vous n'avez ni récipient costaud ni marteau, ne fabriquez pas de shampoing et puis c'est tout ! Une fois la poudre homogène, versez le tout dans le flacon.

Utilisation : agitez le flacon, exercez 1 à 3 pressions de poudre sur le cuir chevelu, massez ensuite. Le shampoing sec assainit le cuir chevelu, pratique pour les matins où l'on a droit qu'à 5 minutes dans la salle de bains ! Vous pouvez enlever le surplus en brossant doucement vos cheveux.

Conservation : environ 3 à 6 mois.

Gel douche gourmand à la fraise pour les petits et grands

Vous aurez besoin d'une pipette graduée et d'un verre doseur.

Ingrédients

- récipient : un flacon pompe de 150 ml (transparent c'est encore plus chouette)
- 140 ml de **base neutre lavante bio**
- 4 ml d'**extrait aromatique naturel fraise des bois** ou un **hydrolat fruité**
- 2 pointes de couteau ou 2 ml de **colorant végétal de betterave bio**

Préparation : commencez par mettre la base lavante neutre dans un saladier. Ajoutez l'extrait aromatique de fraise des bois puis le colorant de betterave. Mélangez l'ensemble et transvasez dans le flacon à l'aide d'un entonnoir. Simple comme bonjour, vous pouvez même réaliser cette recette avec la participation de vos enfants, en tant qu'activité super cool et qui sent bon.

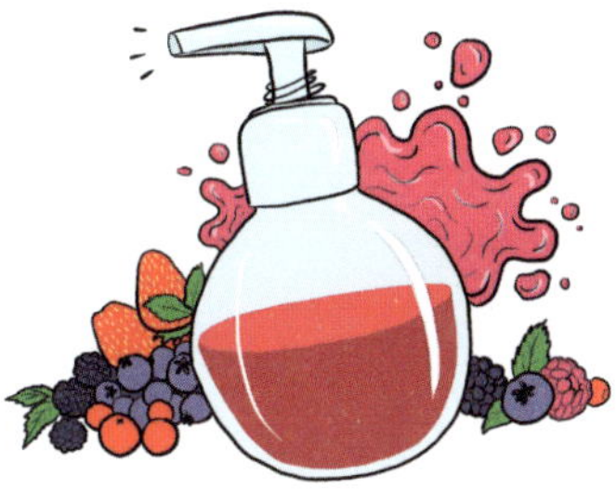

Utilisation : bah... lavez-vous avec quoi ! Pour un nouveau-né, préférez un autre soin du corps (voir dans le chapitre II).

Conservation : environ 1 mois.

Huile-dentifrice blanchissante miraculeuse à l'huile de coco, charbon actif et curcuma

Contrairement à ce que l'on pourrait croire, un excès de fluor (on en trouve dans notre eau, nos aliments, etc.) peut provoquer l'apparition de taches sur les dents. Tout comme les boissons et aliments colorés (réglisse, coca, thé, café...) ainsi que la nicotine. Voici une recette miracle à base de produits 100 % naturels pour retrouver l'éclat de votre jeunesse ! (si vous avez les dents vraiment trop pourries, trouvez-vous plutôt un bon dentiste).

Vous aurez besoin d'une balance de précision pour réaliser cette préparation.

Ingrédients

- récipient : un petit pot à confiture vide et propre
- 30 g d'**huile de coco** vierge
- 2 g de **bicarbonate de soude**
- 5 g d'**argile blanche**
- 5 g de **charbon végétal**
- 1 cuillère à café de **curcuma**
- 4 gouttes d'**huile essentielle comestible** pour un goût meilleur (exemple : citron, carotte pour les femmes enceintes et allaitantes, menthe pour les autres et les hommes !)

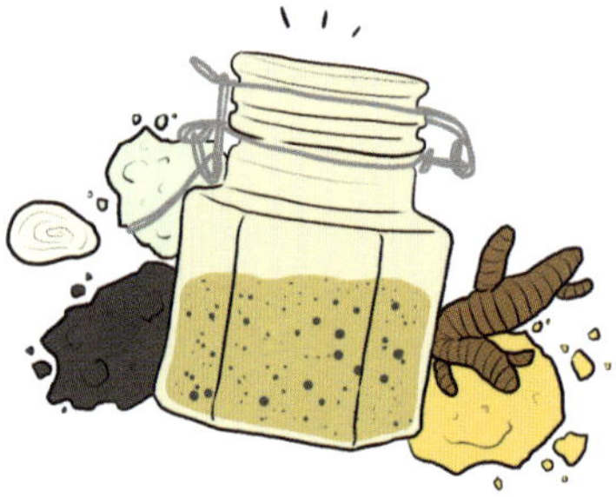

Préparation : faites fondre l'huile de coco au bain-marie. Ajoutez les ingrédients un à un en remuant entre chaque ajout.

Utilisation : à l'aide d'un petit couteau en plastique, prenez une noisette de pâte (durcie après avoir refroidi). Déposez-la sur votre brosse à dents préalablement humidifiée et brossez comme d'habitude.

Ne recrachez pas dans le lavabo ! À moins de vouloir boucher vos canalisations... préférez cracher le tout dans votre poubelle. Méfiez-vous du charbon actif qui peut tacher les vêtements. Rincez-vous bien sinon vous n'aurez pas l'air fin avec du charbon sur la bouche...

Conservation : environ 4 à 6 mois.

Attention, le charbon absorbe et réduit l'effet de tous les produits pris en même temps ; attendez donc 2 heures avant de prendre vos médicaments et pilules contraceptives.

Baume à lèvre gourmand à la fraise des bois

Vous aurez besoin d'une pipette graduée et d'une balance de précision.

Ingrédients

- récipient : 2 petits pots de 10 ml chacun (un pour vous, un pour offrir)
- 6 g de **beurre de karité**
- 2 g de **cire d'abeille jaune**
- 5 g d'**huile végétale** (ça peut être de l'huile de coco vierge, de l'huile d'abricot, etc.)
- ½ cuillère à café de **miel**
- quelques gouttes d'**extrait de fraise des bois**
- colorant naturel : **oxyde rose** ou **betterave bio**
- 2 gouttes de **vitamine E**, pour la conservation.

Préparation : mettez le beurre, la cire, l'huile et le miel dans un petit bol en inox. Faites chauffer doucement au bain-marie jusqu'à ce que le tout soit fondu. Ça sent déjà très bon ! Hors du feu, incorporez le reste des ingrédients et mélangez le tout. Versez la préparation dans les petits pots, jusqu'à ras bord, délicatement, en retenant votre respiration pour ne pas en renverser. Laissez durcir quelques minutes et fermez bien les pots. Vous pouvez désormais en offrir un à tata Lucette.

Utilisation : vous pouvez vous en étaler autant que vous voulez, quand vous voulez, où vous voul… non, sur les lèvres quoi. Du visage.

Conservation : environ 3 à 6 mois, à température ambiante, le couvercle bien fermé.

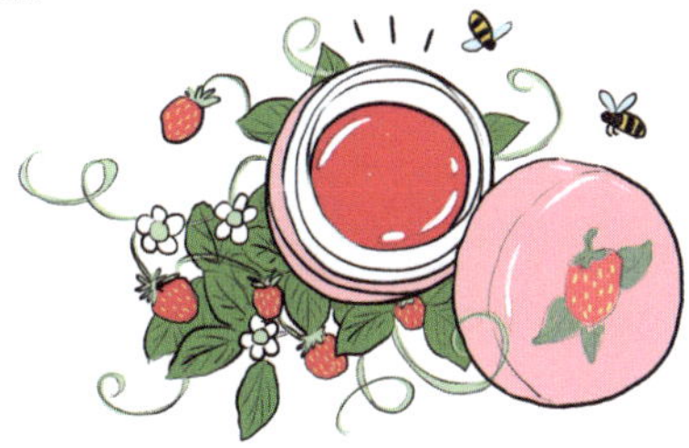

CONSEILS POUR LES MAMANS ALLAITANTES QUI VEULENT PRENDRE SOIN D'ELLES

- Évitez le parfum, les déodorants, les crèmes ou huiles pour le corps car ils sont proches de la poitrine et au contact de la bouche de bébé. Ils peuvent non seulement être toxiques mais aussi perturber le nouveau-né qui se repère à l'odeur du lait pour trouver le sein.

- Pour les mêmes raisons, évitez les gels douche au niveau du cou et de la poitrine. Un simple rinçage à l'eau suffira. Pas de savon non plus car il assèche. Les mamelons sont composés de petites glandes qui libèrent une sorte d'huile antiseptique ce qui suffit à une bonne hygiène naturellement !

- N'ingérez pas ou n'appliquez pas de produits à base d'huiles essentielles (surtout pas celle de menthe !), autant durant la grossesse que durant l'allaitement. Il y a cependant quelques exceptions telles que les huiles essentielles de tea tree, de lavande vraie, de fenouil (qui stimule la lactation), de citron ou de carotte et d'autres encore. **Attention :** toutes les huiles essentielles sont photosensibilisantes.

- Si votre déodorant est fabriqué maison avec la recette bio de ce guide, il n'y a pas de contre-indication tant que les huiles essentielles que vous ajoutez ne rentrent pas en conflit avec l'allaitement.

3 RECETTES
pour bichonner papa au naturel !

Seulement trois, parce que les recettes de maman pour le dentifrice, le shampoing sec, le gel douche et le déodorant sont aussi adaptées à un homme.

Crème hydratante pour rendre le visage tout doux et avoir plus de bisous

Vous aurez besoin d'une cuillère à café et c'est tout !

Ingrédients

- récipient : un petit pot de 10 ml
- 1 cuillère à café de **gel d'aloe vera**
- 1 cuillère à café d'**huile végétale** (huile de coco vierge, d'amande douce, d'argan…)
- 1 goutte d'**huile essentielle** (lavande fine, carotte, ylang-ylang, vétiver…)
- 1 goutte de **vitamine E**, pour la conservation

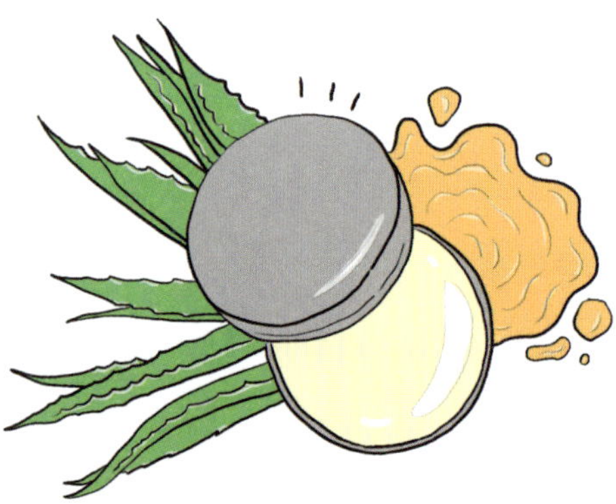

Préparation : fouettez énergiquement le tout dans un bol, versez dans le petit pot, c'est prêt !

Utilisation : chaque jour, une noisette sur la peau préalablement lavée à l'eau. Une fois la crème bien imbibée, tendez les joues à votre chérie et à vos enfants pour recevoir une tonne de bisous !

Conservation : environ 3 semaines. 5 à 6 semaines si le pot est conservé au réfrigérateur.

Huile sublimante pour barbe à papa

Cette huile sert à coiffer, assouplir, nourrir la barbe. Vous aurez besoin d'une pipette graduée.

Ingrédients

- récipient : un petit flacon spray de 10 ml
- 5 ml d'**huile de jojoba bio**
- 4 ml d'**huile de coco fractionnée**
- 10 gouttes d'**huiles essentielles** (5 de vétiver, 3 de rose de Damas et 2 de citron)

Préparation : verser les gouttes d'huiles essentielles directement dans le flacon, puis les huiles de coco et de jojoba. Agitez… c'est prêt !

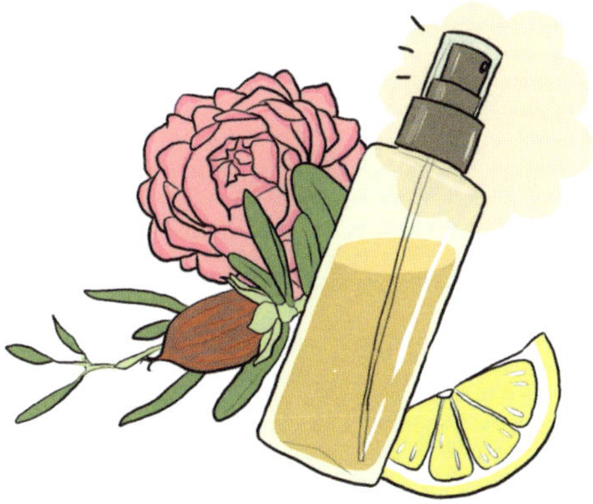

Utilisation : secouez un peu le flacon avant de faire un ou deux coups de pschitt dans les mains puis caressez la barbe dans le sens du poil.

Conservation : environ 3 à 6 mois, à l'abri de la lumière.

Huile de massage sensuelle pour retrouver son couple

Difficile de consacrer du temps au couple les premiers mois d'un bébé... on en oublierait presque qu'avant d'avoir été parents, on a été des amoureux qui se bécotaient sur les bancs publics.
Pour se procurer un bon moment à deux, rien de tel qu'un petit massage et plus si affinité !
Vous aurez besoin d'une pipette graduée pour cette recette.

Ingrédients

- récipient : un petit flacon vaporisateur de 30 ml (dose pour 2 personnes à masser)
- 23 ml d'**huile végétale de jojoba bio**
- 6 ml de **macérât huileux vanille bio**
- 3 ml ou 2,8 g d'**huile végétale de coco bio**
- 2 gouttes d'**huile essentielle de gingembre**
- 5 gouttes d'**huile essentielle de ylang-ylang**
- 2 gouttes de **vitamine E** (pour la conservation)

Préparation : dans un bol, commencez par l'huile de jojoba. Incorporez ensuite chaque ingrédient dans l'ordre de la liste, en mélangeant bien entre chaque ajout. Versez le tout dans le flacon.

Utilisation : secouez un peu le flacon. Aspergez, massez délicatement... on vous laisse faire comme un grand pour la suite !

Conservation : environ 3 à 6 mois, à l'abri de la lumière et de la chaleur.

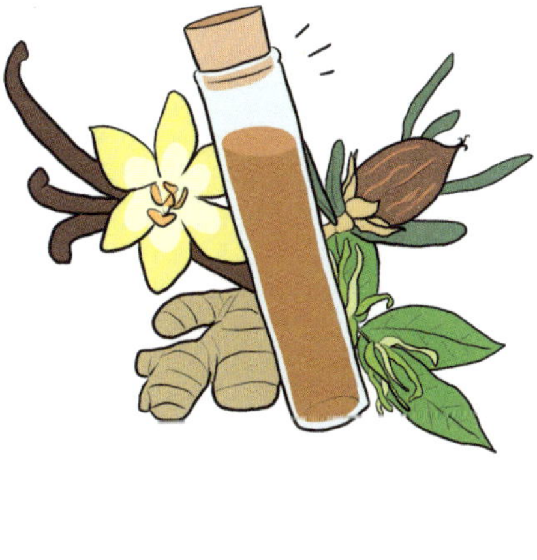

— 10 GESTES BIO —

pour se faire du bien lorsqu'on vient d'avoir un bébé

Il dort ? Laissez tomber le repassage, les poussières, le bricolage, les tâches ménagères... elles ne sont pas vitales, vous si. C'est le moment de penser à vous !

1 **Faire une sieste.** Ça ne coûte rien et c'est efficace pour récupérer un peu !

2 **Prendre un bon bain** avec le gel douche gourmand à la fraise (voir p. 13). Vous pouvez pousser le concept en y ajoutant un bon petit verre de vin et un bouquin.

3 **Lire *Les guides décapants des Parents Imparfaits*,** des guides superbement illustrés, pour décomplexer et rire de la parentalité imparfaite !

4 Dans le même genre, **regarder le spectacle de Florence Foresti** sur la maternité toute fraîche et rire en se disant que c'est tellement vrai mais drôle !

5 **Faire un tour chez le coiffeur** car après une grossesse les cheveux ont tendance à tomber ou se ternir (cet effet est retardé en cas d'allaitement - merci les hormones).

6 **Boire un bon thé vert,** relaxant et désoxydant. Une tisane au fenouil en cas d'allaitement (stimule la lactation) pour joindre l'utile à l'agréable.

7 Vous en avez rêvé toute votre grossesse, s'en priver était une torture, alors maintenant c'est **open bar** ! Du pâté, des rillettes, du foie gras, du saucisson, du fromage au lait cru, un bon verre de vin ! MIAM ! Ne faites pas ça tous les jours quand même...

8 **Vous faire un masque du visage** hydratant et apaisant, bio, à réaliser en deux minutes : prenez un demi-avocat, écrasez-le dans un bol avec quelques gouttes d'huile d'olive bio. Laissez poser 15 minutes sur votre visage puis rincez à l'eau tiède.

9 **Prendre tous les fruits bio** que vous trouvez chez vous, mixer le tout, et le boire ! Un bon condensé de vitamines, rien de tel pour se rebooster !

10 Il fait beau dehors ? **Allongez-vous au soleil** dans le jardin, sur votre balcon ou dans un parc (regardez d'abord s'il n'y a pas de crottes de chien). C'est bon pour les os, le système immunitaire, la peau... et le moral !

RIP

MES 7 HEURES DE SOMMEIL D'AFFILÉE

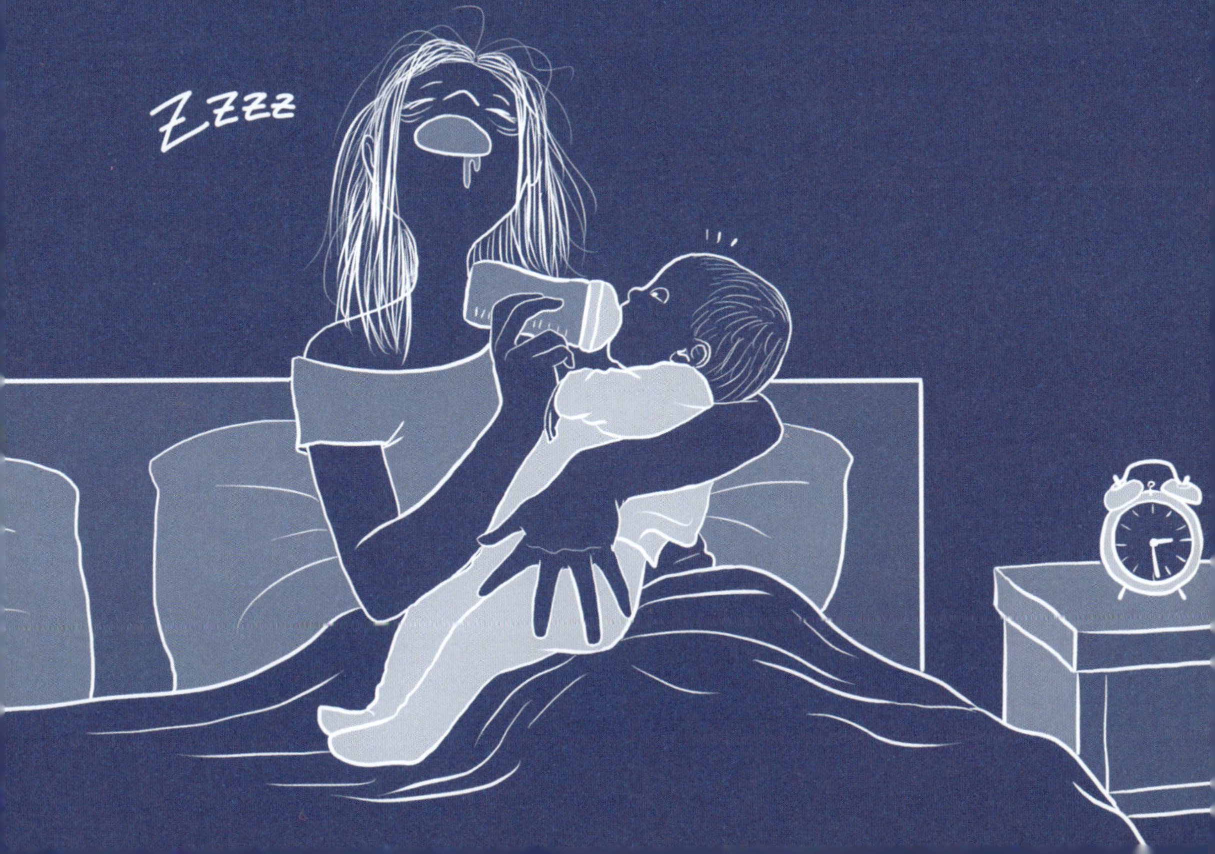

LES 13 CONTRACEPTIONS
les plus bio (mais pas forcément les plus efficaces)

La plus efficace de toutes, à 100 % : l'abstinence ! Vous ne risquez pas de tomber enceinte mais vous vous ennuierez peut-être au lit...

Une autre contraception naturelle absolument efficace à 100 % : les enfants ! Quoi que vous fassiez, vous vous retrouvez toujours avec un lardon accroché à la patte, façon moule sur son rocher...

La vasectomie, c'est radical mais efficace à 99,8 % ! Il suffira d'un quart d'heure seulement et d'une petite anesthésie locale pour qu'un urologue pratique cette intervention. Mais l'effet est définitif ! Cette solution est donc à éviter si on veut encore agrandir la famille...

La ligature des trompes... rien que le nom donne envie ! Aussi efficace que la stérilisation masculine mais irréversible également.

Le DIU (Dispositif Intra Utérin) en cuivre, efficace à 99,2 %. On l'appelle communément le stérilet. Un gynécologue ou une sage-femme insère dans l'utérus en deux temps trois mouvements ce petit « T » de 3,5 cm. Le praticien laisse un petit bout de fil dépasser pour le retirer avec une pince au bout de 5 ans (ou avant si vous voulez). Et NON, avant que vous ne vous posiez la question : le bout de fil ne gênera pas votre homme dans les rapports ! Le cuivre rend les spermatozoïdes inactifs mais augmente souvent la durée des règles et leur abondance. Chouette, c'est que ça nous avait manqué pendant neuf mois !

Le diaphragme et les spermicides... toute une question d'organisation ! S'ils sont combinés correctement, leur efficacité se révèle être de 99,4 %. Le diaphragme peut être posé au moment du rapport sexuel mais aussi jusqu'à deux heures avant. Techniquement, il se glisse dans le vagin contre le col pour empêcher le passage des spermatozoïdes vers l'utérus. Puis la femme le retire toute seule huit heures après. Quant aux spermicides, qui détruisent les spermatozoïdes, ils ne sont efficaces qu'à 82 % sans leur pote le diaphragme. On les trouve sous forme de crème ou d'ovule à insérer au fond du vagin... avant d'y mettre le diaphragme...

Le préservatif masculin, efficace à 98 %... Le tout c'est de ne pas craquer ! Dans le sens où il peut péter, mais aussi dans le sens où vous pouvez craquer et le retirer. Rappelons tout de même que le préservatif a un avantage certain que les autres contraceptions n'ont pas : il évite aussi les IST (Infections Sexuellement Transmissibles) !

La cape cervicale... le nom qui fait penser à la fois à un truc de super-héros et à la fois à un truc chelou dans le cerveau ! D'une efficacité théorique à 91% et qui varie selon si on a déjà eu des enfants (74%) car le col est moins bien couvert par la cape. Elle fonctionne exactement comme le diaphragme, en combinaison avec les spermicides et elle est réutilisable (une fois lavée).

Le préservatif féminin, une gaine en nitrile ou en polyuréthane agrémentée d'un anneau souple à chaque extrémité. Autrement dit, un sac plastique à s'étaler dans le vagin... Elle fonctionne comme les préservatifs masculins en empêchant les spermatozoïdes de passer et de féconder. Théoriquement, cette contraception est fiable à 95 %, mais dans la pratique, pour cause de mauvaise manipulation, son efficacité se mesure à 79 %.

L'abstinence périodique ou méthode Ogino. Efficace à 75 %... donc 25 % de risque de tomber enceinte ! Elle concerne les femmes à cycles réguliers et consiste à éviter les rapports sexuels pendant les jours de fertilité potentielle. Cependant, l'ovulation est imprévisible et peut se produire à n'importe quel moment même si la femme a le même nombre de jours entre chaque règle... donc cette méthode est une fausse bonne idée.

Le retrait : on vous laisse juger de son efficacité...

La méthode par la température consiste à mesurer chaque jour à la même heure la température du corps de la femme qui gagne 0,2 à 0,4 °C pendant l'ovulation. On évite ensuite tout rapport pendant 24 heures, durée de vie d'un ovule. Mais il y a un « mais » : les spermatozoïdes peuvent vivre jusqu'à cinq jours donc si vous avez eu un rapport avant l'ovulation, ces zozos peuvent féconder l'ovocyte tout de même... De plus, un simple rhume peut fausser la température. En fait, cette méthode est super pour l'objectif inverse : faire en sorte de tomber enceinte !

La méthode Billings, autrement dit **« observation de la glaire cervicale »** : il s'agit de sécrétions du col de l'utérus qui apparaissent durant l'ovulation. Il faut donc examiner ses sécrétions avec ses doigts. Plus on s'approche de l'ovulation, plus la glaire cervicale se modifie ; elle devient plus abondante, plus fluide et provoque des pertes blanches. Le souci c'est que beaucoup de choses peuvent modifier la glaire et sa consistance : le désir sexuel, le sperme, les infections vaginales... Donc encore une bonne méthode pour tomber enceinte plutôt que l'inverse !

RAGNAGNAS
le retour !

Vous les aviez presque oubliées celles-là ! Les règles n'ont manqué à personne mais il va falloir s'y réhabituer tout de même. Et si vous vous mettiez au bio en ce qui les concerne ?

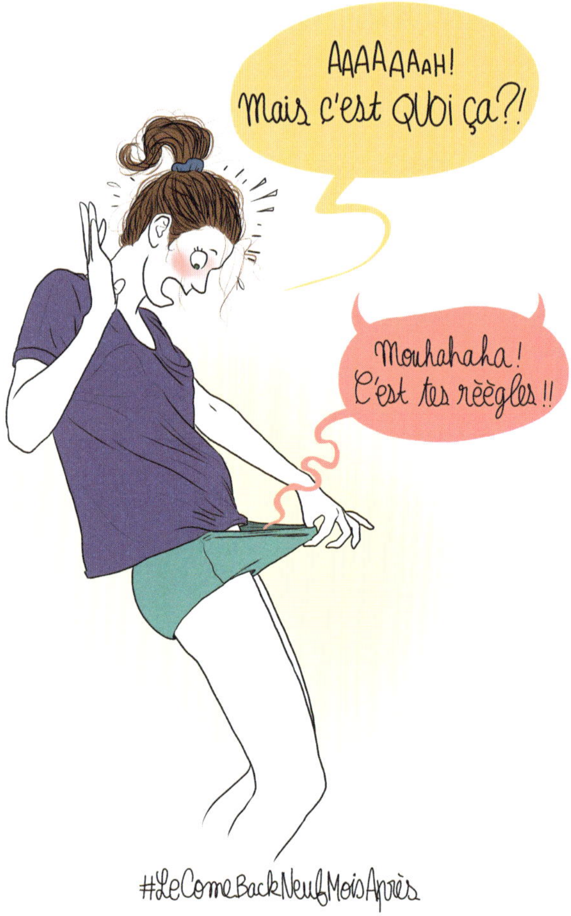
AAAAAAAH!
Mais c'est QUOI ça?!
Mouhahaha!
C'est tes rèègles !!
#LeComeBackNeufMoisAprès

Les serviettes et tampons jetables organiques. La plupart des marques d'hygiène féminine fabriquent leurs produits avec des matériaux synthétiques (plastiques) et de la cellulose. Afin de contenir le flux des règles, on utilise des poudres super-absorbantes (SAP)... issues de matières premières dérivées du pétrole. La cellulose provient de la pulpe de bois mais elle est dans la majorité des cas blanchie au chlore. Ce procédé laisse des résidus de dioxine, une substance vraiment toxique pour un humain et à la fois un polluant très persistant dans l'environnement. Maintenant, respirez : il existe des serviettes et tampons organiques en coton 100 % biologique, blanchis à l'eau oxygénée et de plus biodégradables ! OUF ! Sauf que c'est votre portefeuille qui va saigner. On peut compter le double de budget généralement utilisé pour les produits synthétiques... Le mec qui a dit : « La santé, ça n'a pas de prix ! » n'a vraiment pas connu les années 2000.

Les coupes menstruelles... pour trinquer à sa santé ! Une sorte de petite coupelle de silicone, donc pas de produits chimiques en contact avec le corps : idéale pour les sujettes aux mycoses. On la laisse recueillir le flux pendant plusieurs heures, ce qui en fait une solution parfaite pour les cas de règles abondantes. Discrète comme un tampon, elle ne bouge pas et ne fuit pas une fois mise en place ; on peut même faire du sport, aller à la piscine... Elle se lave et se réutilise jusqu'à plusieurs mois de suite. Le tout c'est de supporter de la vider et la rincer une fois qu'elle a fait son job toute la journée ! Il faut aussi la désinfecter à l'eau bouillante entre chaque cycle. En somme, ce n'est pas très difficile et ça ne demande que quelques minutes de consécration. Le petit bémol : la coupe menstruelle demande souvent une période d'adaptation, le temps de trouver la marque, la taille, l'angle et la position qui vous conviennent. Si vous portez un stérilet, parlez-en à votre sage-femme ou gynécologue car il existe une technique pour que la coupe n'aspire pas le stérilet comme une ventouse lorsqu'on la retire.

Les serviettes hygiéniques lavables... le retour au bon vieux temps de tata Lucette ! Mais en plus design. En coton bio ou fibre de bambou, il en existe de toutes les tailles et épaisseurs, tout comme les jetables. Leur système d'attache est tout simple : des boutons-pression sur les ailettes. Il en existe de très jolies, avec de chouettes imprimés tendance, mais à la fin de la journée, une fois leur mission accomplie, elles sont beaucoup moins jolies. Faciles à transporter dans un sac, quand elles sont propres ; moins évidentes à transporter dans un sac, quand elles sont usagées (il faut prévoir un contenant discret). Elles représentent une sacrée économie sur votre budget d'hygiène féminine, quand on pense qu'en moyenne une femme utilise 10 000 tampons dans une vie ! En revanche, elles demandent de l'entretien, mais là encore ce n'est qu'une question d'organisation et d'habitude. .

L'éponge de mer, il n'y a pas plus naturel comme produit d'hygiène féminine ! C'est un truc qui remonte à l'Antiquité. Elles conviennent aux femmes qui ont des problèmes de mycoses et d'irritations, car elles n'assèchent pas les muqueuses. Pour l'utiliser, il suffit de l'humidifier un peu et de l'insérer dans le vagin (avec des mains propres c'est mieux). Vous la retirez au bout de quatre heures selon l'abondance du flux (toujours avec des mains propres) et vous la rincez à l'eau froide. Vous la désinfectez à l'eau bouillante entre chaque cycle pour la réutiliser. Elle a une durée de vie de moins d'un an.

CHAPITRE 2

LE SOIN DE BÉBÉ,

de la tête aux pieds… surtout au niveau du derrière !

Au retour de la maternité, les premières préoccupations des parents tournent autour du soin de bébé. Avec quel produit le laver ? Que mettre sur sa peau si fragile lorsqu'elle est sèche ou irritée ? Quelles couches choisir pour respecter à la fois l'environnement et la santé de votre bout d'chou ? Comment décrypter la liste INCI sur l'emballage des produits ? Stop ! Arrêtez de paniquer, respirez et détendez-vous : dans ce chapitre vous trouverez les clés pour répondre à toutes ces questions et devenir incollable en lecture de composition chimique, fabrication de liniment ou décrassage de couche lavable !

LES COMPOSANTS
qui puent des fesses !

Si vous souhaitez décrypter la composition d'un produit, aidez-vous de la règle d'or : **les composants sont classés par ordre d'importance décroissant. Les six premiers sont les plus présents dans le produit (en moyenne 70 % de la formule), donc concentrez-vous surtout sur ceux-là.** Puis évitez ces composants qui puent des fesses :

- Les mots se terminant par **« peg », « pgg », « ylphénol », « edta », « polysorbate »** contiennent du dioxane, très cancérigène et polluant.

- Les mots se terminant par **« none »** et **« oxane »** : perturbateurs endocriniens très méchants.

- Les **huiles minérales** qui sont en réalité du pétrole (mineral oil, paraffine, petrolatum, phénoxyéthanol...). Tout comme dans les tampons hygiéniques, elles sont aussi mauvaises pour la santé que pour l'environnement.

- Évitez les **parfums** de synthèse et l'**alcool** qui irritent la peau de votre bébé, soit tous les mots contenant **« parfum, fragrance, alcool, alcohol, ethyl, methyl, butyl, propyl »** et se terminant par **« eth »** (laureth sulfate...).

- Les **parabènes**, très présents dans la cosmétique, cancérigènes, ils interfèrent avec nos hormones.

- Le **triclosan** est un conservateur antibactérien. Classique dans les dentifrices (et le liquide de refroidissement...), il perturbe les fonctions hormonales et collabore à la résistance contre les antibiotiques.

- Le **BHA**, le **BHT**, des conservateurs cancérigènes, perturbateurs hormonaux, nocifs pour l'environnement.

- Les **sulfates**, très irritants et agressifs pour la peau (ammonium lauryl sulfate, sodium laureth sulfate (SLES), sodium lauryl sulfate (SLS), sodium myreth sulfate...).

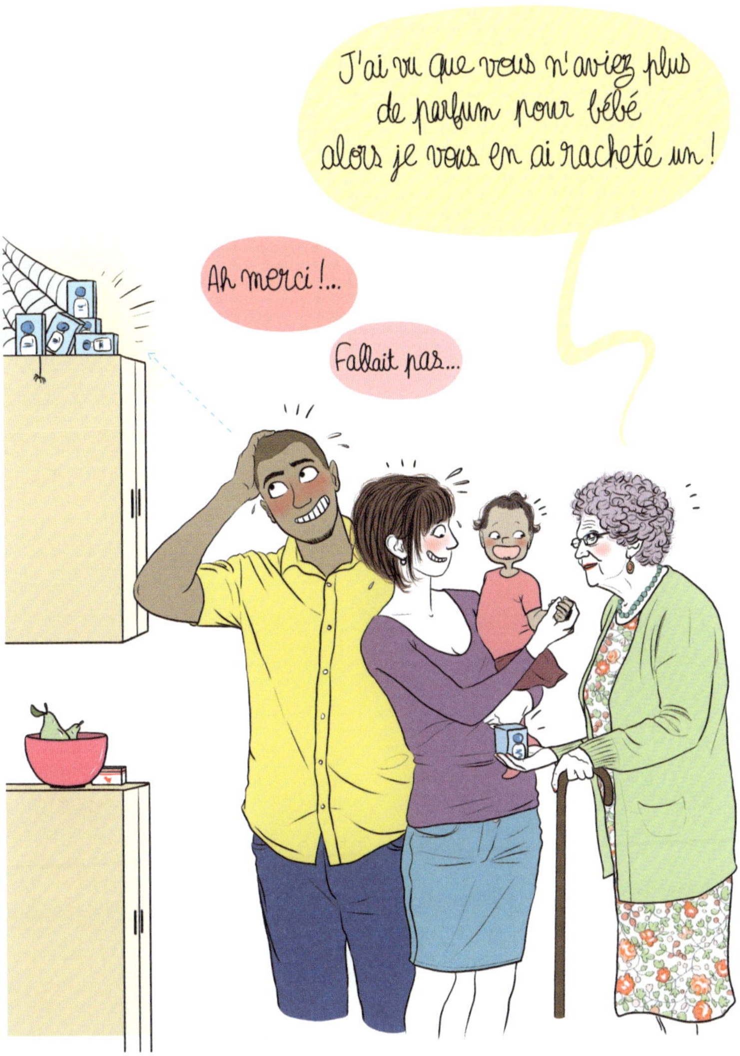
J'ai vu que vous n'aviez plus de parfum pour bébé alors je vous en ai racheté un !
Ah merci !...
Fallait pas...

PETIT EXERCICE POUR S'ENTRAÎNER

Décryptez ces deux étiquettes fictives de gel douche pour bébé. Une seule est respectueuse de la peau de votre enfant, de sa santé et de l'environnement, trouvez laquelle !

1. Eau, Esters de sucre, Huile d'amande douce, Glutamate de graisse de coco, Huile de sésame, Glycérine, Carraghénates, Extrait de fleur de calendula, Xanthane, Acide lactique.

2. Aqua, Glycerin, Cocamidopropyl Betaine, Sodium myreth sulfate, peg-7 glyceryl cocoate, coco-glucoside, peg-150 distearate, glyceryl caprylate, glycol distearate, parfum (fragrance), citric acid, panthenol, potassium sorbate.

Réponse : la première formule

— LES VILAINS PERTURBATEURS —
endocriniens et les gentils plastiques

Certains plastiques contiennent des perturbateurs endocriniens. Un nom un peu compliqué pour parler de molécules qui interfèrent avec nos systèmes en mimant, bloquant ou modifiant l'action de nos hormones et perturbent ainsi l'organisme. Ces perturbateurs peuvent avoir des effets négatifs sur la santé, notamment sur la croissance et la puberté. Ils seraient responsables de certains cancers (testicules, seins, col...), de problèmes de fertilité ou même de fausses couches. On les trouve dans les boîtes de conserve, les emballages de cosmétiques et produits d'entretien, certains jouets, les bouteilles plastique ou de lessives.

Vous les reconnaîtrez dans une composition :

Les méchants plastiques et autres perturbateurs endocriniens	Les gentils plastiques
Benzophenone	PP (polypropylène)
Phtalates	PEBD ou LDPE (polyéthylène basse densité)
Bisphenol -A (BPA)	PEHD ou HDPE (polyéthylène haute densité)
BHA, BHT	
Butylparaben	
Parabènes	
PVC (ou V)	
Cyclopentasiloxane	
PET ou PETE (polyéthylène Terephtalate)	
PS (Polystyrène)	
PC (Polycarbonate)	
Ethylhexyl Methoxycinnamate	
Cyclopentasiloxane, Cyclotetrasiloxane	

Les méchants

1 PETE — 3 PVC — 6 PS — 7 PC

Ces sigles indiquent la nature du plastique.
Ils ne sont pas une mention obligatoire, mais peuvent être présents sur les flacons et emballages

Les gentils

2 HDPE — 4 LDPE — 5 PP

— QUIZZ —

des labels biologiques

Puisqu'on apprend à décrypter les compositions et sigles... et si vous testiez vos connaissances sur les principaux (vrais) labels biologiques ?

1 La charte européenne impose une interdiction totale de pesticides, d'OGM et d'engrais chimiques de synthèse, mais autorise le bio et non-bio sur une même exploitation. Le logo BIO européen est complété de deux informations complémentaires, lesquelles ?

● Origine de la matière première agricole (UE, NON-UE ou nom du pays si plus de 98 % d'ingrédients en sont originaires) et code de l'organisme certificateur.

◆ Nom du pays d'origine de l'ingrédient principal et type du produit (vin, cosmétique, aliment).

✻ Aucune mention, c'est une question piège !

2 Le label français AB est certainement le plus courant... à quoi correspond-il exactement ?

◆ Le produit contient 100 % d'ingrédients issus de l'agriculture bio. Aucun OGM n'est autorisé.

✻ Le produit contient moins de 50 % d'OGM, 50 % d'ingrédients biologiques et 50 % d'ingrédients non-biologiques.

● Le produit contient au moins 95 % d'ingrédients biologiques et jusqu'à 0,9 % d'OGM sont autorisés.

3 Le label BIO Cohérence est un label indépendant dont le cahier des charges exige entre autres :

◆ Agriculture 100 % biologique, 0 % d'OGM, respect des animaux, de l'environnement et utilisation d'énergies renouvelables (éoliennes, panneaux solaires ou photovoltaïques, tracteurs électriques...).

● Refus de toute contamination OGM, agriculture 100 % biologique, respect des animaux et de l'environnement, limitation des emballages et transports, produits de saison.

✻ Agriculture 100 % biologique et 0 % d'OGM. L'agriculteur doit être beau gosse et être inscrit à l'émission « L'amour est dans le pré ».

4 Le label Demeter garantit un produit issu de l'agriculture biologique ET biodynamique. Cette dernière repose sur une particularité :

● Agriculture en fonction de la lune.

✻ Agriculture en fonction du cours de la Bourse.

◆ Agriculture intelligente (des animaux remplacent les pesticides en désherbant naturellement).

5 Nature & Progrès est un label indépendant qui garantie une agriculture 100 % biologique et sans OGM tout en tenant compte de l'aspect social et environnemental de l'exploitation. Le label exige entre autres que :

◆ Chaque ferme réserve 5 % de sa superficie agricole à la culture de champignons hallucinogènes.

● Chaque ferme réserve 5 % de sa superficie agricole à une zone sauvage écologique.

✻ Chaque ferme prend en stage des hommes et femmes politiques afin qu'ils se rendent compte des réalités du terrain de la vie agricole.

6 Écocert est un label français destiné aux produits de cosmétique et d'hygiène. Ils contiennent plus de 95 % d'ingrédients d'origine naturelle et les parfums et colorants de synthèse, silicones sont interdits dans leur composition. Une autre particularité du cahier des charges :

✻ Les produits sont contenus dans des emballages qui, une fois vides, se recyclent en compost qui enrichira la terre de votre potager.

◆ Les produits et leur emballage sont 100 % made in France.

● Les produits ne contiennent pas de matières premières animales et ne sont pas testés sur les animaux.

RÉPONSES :

Vous avez obtenu une majorité de ● : vous êtes un expert ! Très investi, vous lisez certainement beaucoup d'articles et d'ouvrages sur le domaine. Avec autant de connaissances, vous ne devez certainement vous nourrir qu'avec du 100 % biologique, vous laver qu'avec du 100 % naturel... ou du moins 99 %, pour être réaliste ! Le bio, pour vous, ça ne rigole pas, c'est du sérieux. Le coca, c'est mal. Le fast-food, c'est péché. Le non-bio, c'est tabou, on en viendra tous à bout !

Vous avez obtenu une majorité de ◆ : ah, vous êtes un grand rêveur ! Un utopiste, qui aimerait vivre dans un monde tout beau tout gentil, où des licornes brouteraient paisiblement leur herbe sans OGM et feraient des cacas papillons qui purifieraient naturellement les sols. On vous comprend... malheureusement, les tracteurs électriques n'existent qu'en jouet et nous avons un taux en hausse de pesticides présents dans notre sang... C'est triste mais rassurez-vous, vous pouvez lutter contre tout ça en modifiant votre mode de vie, jour après jour et en douceur, vers une démarche plus écologique. En commençant par lire ce guide !

Vous avez obtenu une majorité de ✻ : soit vous avez beaucoup d'humour, soit ce petit tour d'horizon des labels bio va révolutionner vos (manques de) connaissances ! Ce n'est pas grave, continuez à lire ce livre, il est fait pour vous.

ASTUCES

Pas le temps d'analyser les compositions ? Vous n'avez pas retenu les noms des molécules à éviter ? Pas de panique ! Il existe des solutions :

- Envoyez votre chéri(e) le faire à votre place !

- Des applications et sites Internet qui le feront pour vous. Vous rentrez les ingrédients de la formule ou même le nom du produit et il vous donne un résultat d'analyse : s'il y a des perturbateurs endocriniens, des substances néfastes, agressives, allergènes ou cancérigènes, etc. Avec certaines applications, il suffit juste de scanner le code-barres pour obtenir un résultat. Le mieux, c'est d'installer deux ou trois applications, pour vérifier que de l'une à l'autre les discours sont bien les mêmes.

- N'attendez pas de vous trouver au supermarché ou à la pharmacie pour choisir vos produits. Faites le point à la maison tranquillement sur vos besoins quotidiens puis recherchez ensuite quel produit vous paraît le plus clean. Une fois cette première analyse réalisée, vous n'aurez plus à le refaire pour vous réapprovisionner.

L'HYGIÈNE NATURELLE DE BÉBÉ

La peau des bébés, habituée pendant plusieurs mois au contact du liquide amniotique et rien d'autre, est très sensible aux produits chimiques, qui peuvent se révéler agressifs et allergènes. Heureusement, il y a l'embarras du choix en termes de soins naturels respectueux de la peau et adaptés à la vulnérabilité d'un tout-petit. Faites donc votre sélection !

Partie du corps	Produits ou méthodes
Soin du siège au quotidien	• Eau + cotopad (carrés de coton jetables) ou lingettes lavables. • Liniment : il prévient des petites irritations. À n'utiliser que sur des fesses propres, sinon il dépose un film gras qui emprisonne les germes, malgré les propriétés antifongiques de l'eau de chaux. Ne pas appliquer sur des fesses irritées : le liniment a un pH plutôt élevé, ce qui revient à mettre de l'huile sur le feu… • Crème pour le change (voir composition) souvent au calendula ou à l'oxyde de zinc. • Beurre de karité pour prévenir des irritations. • Si vous vous déplacez, il existe des lingettes à l'eau très saines dans leur composition.
Soin du siège si érythème fessier (grosse irritation)	• Argile blanche (kaolin) ou verte en poudre : saupoudrez sur le siège propre. • Solution maison : 2 cuillères à soupe d'huile de coco vierge + 5 gouttes de teinture mère de calendula. • Lanoline en crème, 100 % pure (vérifiez la composition). • Bains de permanganate de potassium : s'achète en sachet pour quelques centimes à la pharmacie. Soit on en fait un bain, soit on dilue dans une petite bouteille d'eau et on tamponne à chaque change avec un coton imbibé. • Aloe vera frais : sa tige sécrète un gel apaisant et cicatrisant. S'applique directement sur la peau. • Si vous allaitez : des compresses de lait maternel. Il est hydratant, cicatrisant, antiseptique, antifongique… et gratuit ! • Préparer une huile de soin que vous pourrez utiliser au quotidien, en cas de besoin : versez 6 gouttes d'huile essentielle de lavande vraie + 6 gouttes d'huile essentielle de tea tree + 30 ml d'huile végétale de millepertuis (qu'à partir de 3 mois).
Soin du cordon ombilical (les premières semaines)	• De l'eau + savon doux (véritable savon de Marseille avec + de 72 % d'huile d'olive ou au lait d'ânesse) + compresse stérile. • Si vous allaitez : un coton-tige + du lait maternel. • Argile blanche + teinture mère de calendula diluées dans un peu d'eau (à réutiliser sur votre épisiotomie si vous avez quelques points de suture).
Soin lors du bain	• Crème lavante au calendula (vérifiez la composition). • Véritable savon de Marseille avec + de 72 % d'huile d'olive (attention, assèche la peau). • Savon au lait d'ânesse bio. • Savon au lait de chèvre bio. • Savon au lait d'avoine (idéal pour les peaux sèches). • Véritable savon d'Alep (ne pas mettre sur un eczéma). • Une éponge de konjac.

Soin lors du bain pour peaux sèches	• Pas plus d'un bain tous les 2 ou 3 jours. L'eau assèche la peau et attaque le sébum qui protège naturellement bébé. • Les flocons d'avoine : oui, mettez des céréales dans son bain ! Pour éviter qu'ils collent à la peau ou bouchent les évacuations, versez deux verres de flocons dans une chaussette fine et nouez avec un élastique. Laissez tremper, l'eau va devenir laiteuse. L'avoine est très hydratante et apaisante. Si bébé a de l'eczéma ou des rougeurs, vous pouvez passer doucement la chaussette sur sa peau. • Huile d'amande douce. Quelques gouttes dans le bain suffisent. Cependant, méfiez-vous des réactions allergiques et testez avant sur un bout de peau. • 2 cuillères à soupe d'argile verte diluées dans un verre d'eau puis dans le bain. Attention, en s'évacuant elle peut boucher les canalisations : disposez un tissu sur le trou pour filtrer et retirez-le pour jeter les résidus dans une poubelle.
Soin après le bain pour peaux sèches ou irritées	• Chauffez un peu de beurre de karité dans vos mains et bichonnez bébé avec un petit massage apaisant. • Même procédé mais avec un peu d'huile de coco vierge. • Pour les zones vraiment sèches voire irritées, une petite compresse de lait maternel apaisera et hydratera la peau (à renouveler plusieurs fois dans la journée).
Soin pour le visage Nettoyage des mains	• De l'eau + un coton, tout simplement… • Eau micellaire maison (voir recette dans ce chapitre).
Soin pour les croûtes de lait (dans les cheveux)	• De l'huile d'amande douce (à tester avant sur un petit bout de la peau, pour vérifier qu'il n'y a pas d'allergie) : massez le cuir chevelu avec quelques gouttes, un quart d'heure avant le bain ; rincez bien. • Le même procédé mais avec de l'huile de coco vierge. • Si vous allaitez, réalisez le même procédé mais avec du lait maternel.

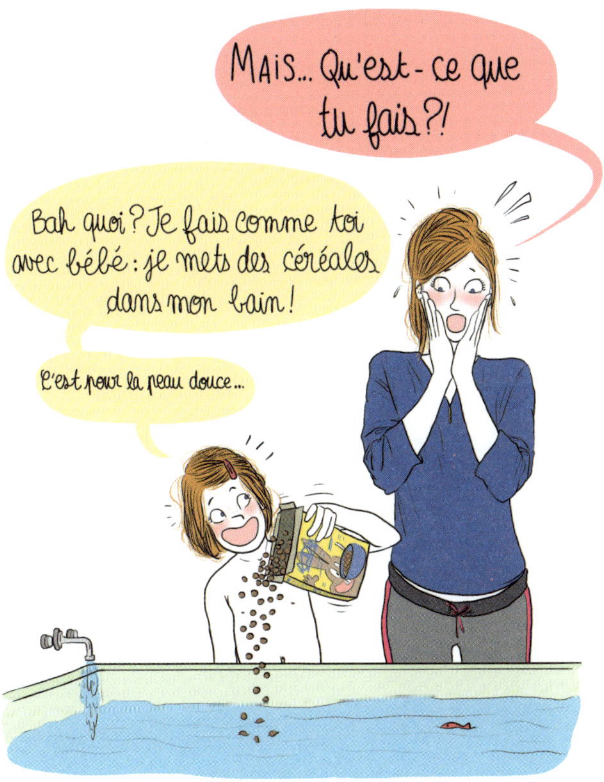
MAIS… Qu'est-ce que tu fais ?!
Bah quoi ? Je fais comme toi avec bébé : je mets des céréales dans mon bain !
C'est pour la peau douce…

3 RECETTES AU NATUREL
pour l'hygiène de bébé

Pensez à étiqueter vos produits (nom du produit, date, ingrédients pour tracer une éventuelle réaction allergique). Certains dosages nécessiteront une balance de précision ou une pipette graduée. Vous pouvez vous procurer tous ces ingrédients dans des magasins bio ou sur Internet sur des sites spécialisés. Pour ce qui est des flacons, soit vous faites de la récup, soit vous les trouvez sur ces mêmes sites Internet. Munissez-vous d'un petit entonnoir pour transvaser vos préparations liquides dans les flacons.

Liniment pour des petites fesses douces et soyeuses

Vous aurez besoin d'une balance de précision et d'un verre doseur.

Ingrédients

- récipient : un flacon-pompe d'une contenance de 500 ml
- 200 ml d'**huile d'olive bio**
- 200 ml d'**eau de chaux**
- 6 g de **cire d'abeille jaune**
- 1 cuillère à soupe de **beurre de karité** (facultatif)

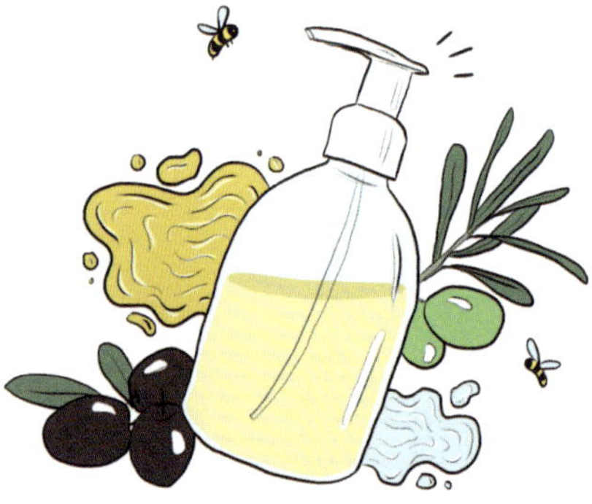

Préparation : dans un bain-marie, faites fondre la cire (et le beurre de karité). Dans un autre récipient, mixez assez longtemps l'eau de chaux et l'huile d'olive jusqu'à émulsion. Ajoutez à ce mélange l'appareil de cire (et de karité) puis mixez encore.

Utilisation : il suffit ensuite d'en mettre sur un coton puis de frotter doucement le petit cucul de bébé (après l'avoir nettoyé avec un coton et de l'eau). Ne se rince pas.

Conservation : à l'abri de la lumière et de la chaleur, environ 3 à 6 mois.

Eau micellaire d'hydrolat, simple comme bonjour !

Vous aurez besoin d'un verre doseur.

Ingrédients

- récipient : un flacon d'une contenance de 500 ml
- 200 ml d'**hydrolat de camomille romaine bio**
- 200 ml d'**eau minérale**

- 2 cuillères à soupe de **gel d'aloe vera**

Préparation : à l'aide d'un entonnoir, versez directement chaque ingrédient dans le flacon, fermez et secouez. Comme promis : c'est simple comme bonjour !

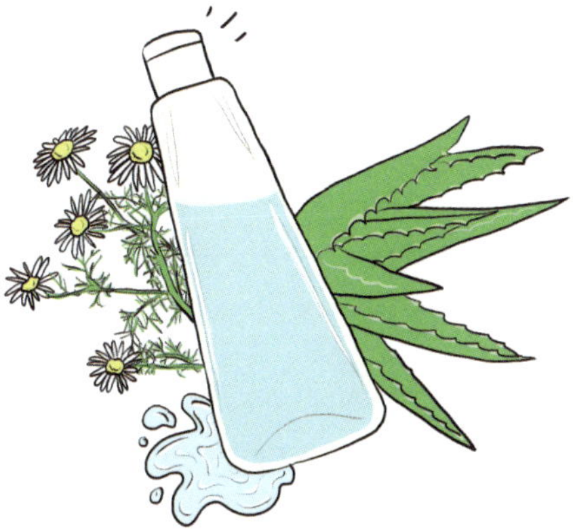

Utilisation : secouez un peu avant utilisation. À mettre sur un coton, puis nettoyez les mains, le visage ou le siège, à votre convenance ! La camomille ayant des propriétés apaisantes et régénérantes sur l'épiderme, vous pouvez avec ce produit soulager des fesses un peu irritées ou un eczéma. Il est parfait pour une toilette d'appoint au quotidien.

Conservation : à l'abri de la lumière et de la chaleur, environ 1 mois.

Savon extra-doux… au lait maternel !

Le lait maternel est une excellente matière première naturelle : apaisant, hydratant, antiseptique… l'idée peut paraître étrange, pourtant si vous tirez votre lait, vous pouvez en conserver une partie pour fabriquer du savon !

Vous aurez besoin d'un verre doseur.

Ingrédients

- récipient : des petits moules en silicone pour gâteaux
- 120 ml de **lait maternel**
- 120 g de copeaux de **véritable savon de Marseille** avec + de 72 % d'huile d'olive (sinon râpez-le si vous en avez en pain) ou **lait d'ânesse bio**
- 3 cuillères à soupe d'**huile de coco vierge**
- une vingtaine de gouttes de **camomille romaine bio**
- 2 cuillères à soupe de **miel**

Préparation : dans un saladier en inox ou en pyrex (qui supporte la chaleur), versez tous les ingrédients sauf l'hydrolat. Faites fondre cette préparation au bain-marie, tout en remuant avec un fouet de temps en temps. Si c'est trop pâteux, ajoutez un peu de lait maternel ; si c'est trop liquide, ajoutez du savon. Une fois le mélange homogène, retirez du bain-marie puis ajoutez l'hydrolat et mélangez. Versez le tout dans les petits moules. Laissez refroidir 24 heures minimum. Démoulez vos savons et laissez-les reposer 1 mois, dans un endroit sec et aéré, avant de pouvoir les utiliser ! Oui, il faut être patient…

Utilisation : lavez votre bébé avec, c'est tout simple !

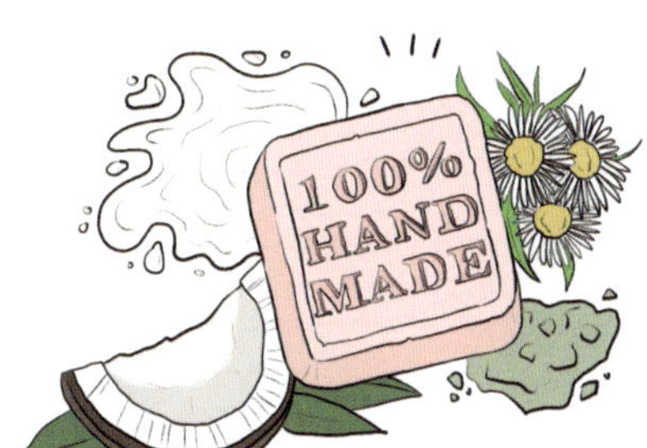

TUTORIEL DE COUTURE

pour les nul(le)s : fabriquer soi-même ses lingettes lavables !

Vous n'êtes pas obligé d'avoir des doigts de fée et un bac +8 en couture pour réaliser vos propres lingettes lavables. Vous ne nettoierez plus jamais les fesses de votre bébé de la même façon ; vous ressentirez un brin de fierté à chaque essuyage de caca ; vous finirez peut-être même par apprécier de changer la dixième couche de la journée ! Sans compter qu'elles peuvent être jolies, stylées et tendance (avant d'avoir plein d'excréments dessus). Hormis votre ego à flatter, ces lingettes seront respectueuses de la peau de votre bout d'chou : en coton biologique ou fibres de bambou, douces, sans substance chimique néfaste. Sans compter qu'en passant du jetable au lavable, vous faites un geste pour la planète car c'est écologique et un geste pour votre portefeuille car c'est économique ! Sur le même principe, vous pouvez aussi réaliser des lingettes démaquillantes lavables.

1 Choisissez un tissu éponge pour la face absorbante :

- micro-éponge de Tencel (en pulpe d'eucalyptus) ;
- micro-éponge de bambou ;
- micro-éponge en coton bio.

Pour réaliser 60 lingettes d'environ 10 x 10 cm chacune, vous aurez besoin d'un rectangle de tissu éponge de 70 x 110 cm.

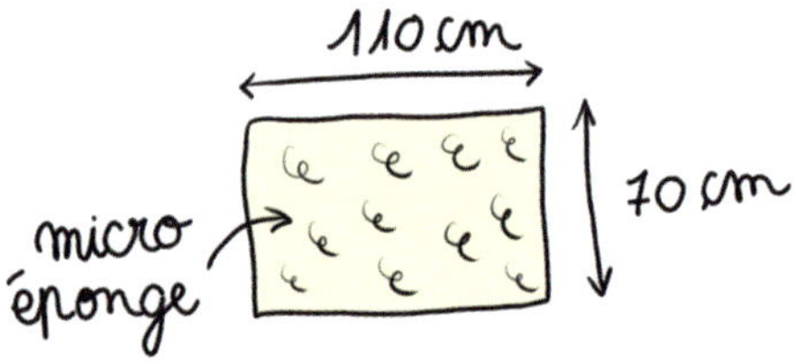

2 Choisissez un tissu fantaisie pour la face lisse :

- coton bio ;
- flanelle de coton bio.

Pour réaliser 60 lingettes d'environ 10 x 10 cm chacune, vous aurez besoin d'un rectangle de tissu fantaisie de 70 x 110 cm.

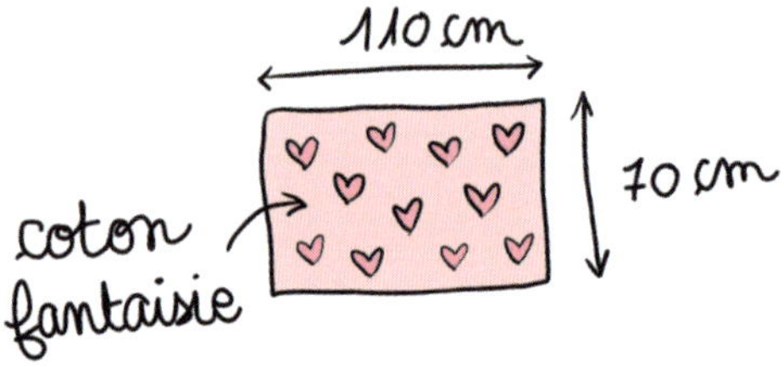

3 Lavez les tissus avant d'attaquer. Tracez un quadrillage (nos lingettes sont carrées) sur l'endroit du tissu fantaisie :

- largeur : 6 colonnes de 11 cm ;
- longueur : 10 colonnes de 11 cm également ;
- ET PAF ! Ça donne une grille de 60 carrés mesurant chacun 11 x 11 cm ! (il reste logiquement une bande de 4 cm de tissu sur le côté, vous pouvez la découper et la retirer : c'était la marge d'erreur, au cas où !).

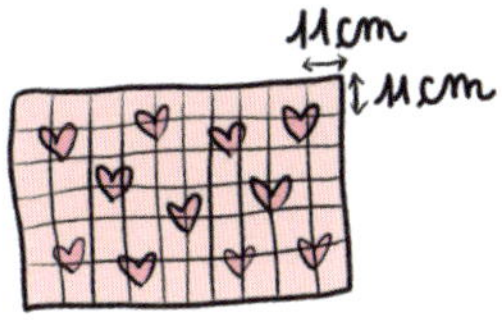

4 Alignez les deux rectangles de tissu, envers contre envers. Assemblez les deux épaisseurs ensemble, avec 2 à 4 épingles dans chaque carré, ainsi les deux tissus ne bougeront pas pendant la découpe.

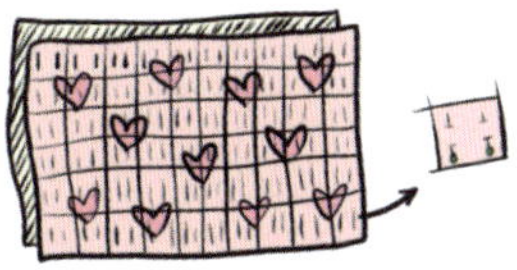

5 Découpez en suivant les lignes.

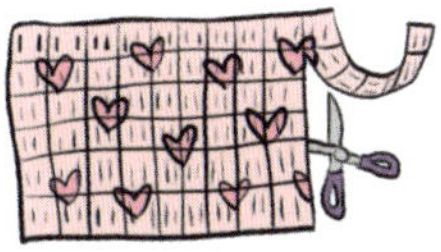

6 Vous aurez besoin d'une surjeteuse ou d'une machine à coudre. Si vous n'en possédez pas, empruntez celle de votre mère, copine ou voisine couturière. Réglez la machine à coudre sur le point « overlock » (« overlock renforcé » sera encore plus efficace) ou « zig zag ». Cousez à l'intérieur du carré, à environ un demi-centimètre du trait pour laisser une marge de découpe. Ça peut vous prendre une ou deux bonnes demi-journées selon votre rythme.

7 Découpez proprement le débord de tissu autour de chaque carré, en prenant garde de ne pas couper les fils de couture. Coupez les petits fils qui dépassent en début et fin de couture.

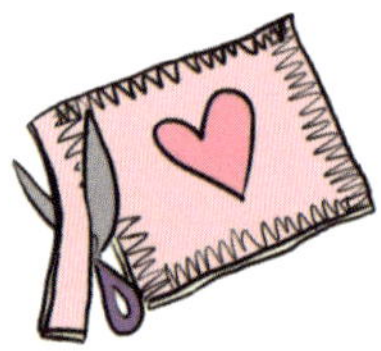

8 Voilà ! Vous obtenez une œuvre d'art réalisée avec amour et dédiée aux royales fesses de votre bébé !

Vous pouvez les laver avec le reste de votre linge. Mais si vous préférez, vous pouvez les faire tremper au préalable dans une bassine d'eau avec du bicarbonate de soude.

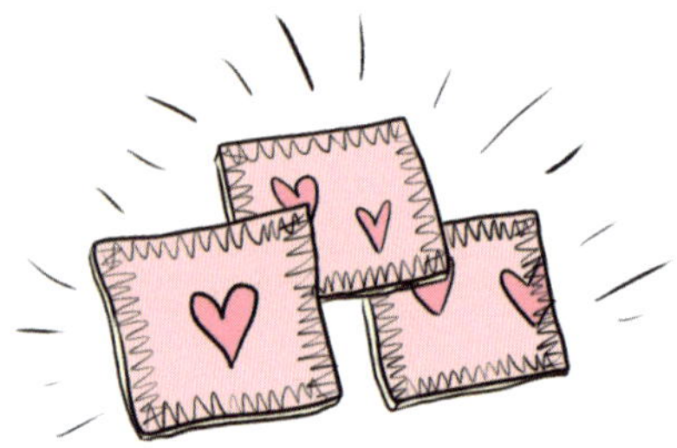

— ET SI VOUS PASSIEZ —
aux couches lavables ?

Ce n'est pas une nouveauté, les couches lavables existaient déjà au temps de tata Lucette ! Elles étaient beaucoup moins design et fonctionnelles qu'aujourd'hui et il s'agissait plutôt de langes, mais le concept principal reste le même : rien de chimique sur les fesses ! En plus d'être saines pour la santé de votre bébé, elles ont l'avantage d'être écologiques et économiques. Sur trois ans, vous achèteriez 4 500 couches jetables (1 350 €) ou utiliseriez une trentaine de couches et inserts lavables (600 €)... votre rêve de voyage aux Caraïbes pourrait se concrétiser avec toutes ces économies !
La couche lavable se compose de deux parties : la couche-culotte, imperméable et l'insert, absorbant. Elle se ferme avec des boutons-pression ou des scratchs Velcro.
Ah oui, au fait : il faut la laver. De quoi dissuader plus d'un parent devant cette tâche de plus à accomplir au quotidien. Pourtant pas de panique, il y a des astuces pour faciliter et organiser les lavages.

• **Choisissez un modèle.** Souvent les parents ont besoin de tester différentes marques ou modèles avant de trouver celui qui correspond le mieux à leur bébé (pas de fuites, taille adaptée...). N'investissez donc pas trop vite dans un lot entier, testez un exemplaire auparavant. Il existe trois sortes de modèle : la version classique (couche-culotte et insert glissé dedans, sans attache), la version tout-en-un (la couche-culotte et l'insert sont fixés ensemble, à la manière d'une jetable) et la version tout-en-deux (l'insert est attaché à l'aide de boutons-pression à la couche-culotte).

• **Munissez-vous d'accessoires indispensables.** Prévoyez plus d'inserts que de couches-culottes, car vous pouvez en mettre deux dans la couche pour une meilleure absorption, surtout la nuit. Procurez-vous des feuillets ou voiles jetables, à rajouter dans la couche. Ce sont des petits papiers biodégradables qui peuvent récupérer les selles et ensuite être jetés à la poubelle ou aux toilettes. Ils permettent de laver les inserts et les couches avec moins de « matière organique » dessus ! OUF ! Certains sont même réutilisables et lavables s'il n'y a eu que de l'urine dessus. Prévoyez un seau à couches avec couvercle pour stocker les couches sales et les faire tremper avant le lavage (à laisser dans une buanderie plutôt que dans la chambre de bébé). Vous pouvez y ajouter un filet à couches, pour soulever en une fois les tissus pré-trempés, sans y mettre les mains, afin de les mettre à la machine.

• **Votre première fois.** Avant de les utiliser, lavez trois fois les couches et inserts neufs (à 40 °C, vitesse d'essorage à

800 tours/minute) afin d'obtenir leur capacité d'absorption maximum. Faites-les tremper au préalable toute une nuit avant de les passer à la machine. La culotte imperméable n'a pas besoin du même traitement de choc et peut être lavée qu'une seule fois, pour l'hygiène.

• **Précautions d'emploi.** Tout comme pour la jetable, lorsque vous mettez une couche à votre bébé, il faut pouvoir passer la main entre sa peau et l'objet donc ne serrez pas trop. S'il y a des fuites et si vous désirez les utiliser de nuit, rajoutez un insert de plus et un body plus grand. Pensez à rajouter les feuillets pour vous faciliter la vie, surtout si votre petit bout est un serial-crotteur ! Le feuillet ne doit pas dépasser de la couche sinon il entraîne l'urine avec lui vers l'extérieur.

• **Stockez les couches toutes beurk.** Avant le passage à la machine, il va vous falloir stocker les couches souillées... Si elles sont plutôt bien épargnées car ce sont les feuillets qui ont « tout pris », vous pouvez les stocker à sec, dans un seau à couvercle, sans les faire tremper. Si elles sont souillées, vous pouvez les « dégrossir » en jetant les excréments aux toilettes. Rincez-les ensuite, même s'il n'y a que de l'urine, puis stockez-les dans le seau à couvercle. Enfin, vous pouvez opter pour le stockage dans l'eau, afin de traiter les taches dès le début. Vous pouvez rajouter quelques gouttes d'huile essentielle de lavande vraie ou de tea tree pour contrer les mauvaises odeurs. Si elles sont affreusement tachées, vous pouvez ajouter du percarbonate de sodium dans l'eau de trempage (pas trop souvent sinon le tissu s'abîme). Ne dépassez pas trois ou quatre jours de stockage, ça devient vraiment beurk après... Inutile de stocker les couches-culottes si elles sont peu salies, mettez-les directement au panier à linge avec les vêtements.

• **Lavage et séchage.** Vous pouvez laver vos couches et inserts à 40 °C, avec une lessive douce et hypoallergénique, de préférence bio... ou bien avec la formidable lessive maison dont vous trouverez la recette au chapitre IV de ce formidable guide ! Réglez l'essorage à 800 tours/ minute. Vous pouvez donc y mettre aussi d'autre linge, pas la peine de réserver une machine pour ça... Selon le tissu, vous pouvez les mettre ensuite au sèche-linge ou les faire sécher à l'air libre. Au soleil ce sera encore mieux, son pouvoir blanchissant redonnera leur jeunesse à vos couches et atténuera les taches et jaunissements.

• **Encrassement.** Un mot qui fait rêver ! Au bout de moult utilisations et sous l'effet des corps gras tels que le liniment, les couches et inserts ont tendance à s'encrasser ; vous aurez la sensation qu'ils ont perdu leur pouvoir absorbant. Une fois par trimestre, faites-les tremper dans la baignoire toute une nuit avec du produit vaisselle (formidable dégraissant) en ayant frotté chaque insert avec. Versez 2 cuillères à soupe de cristaux de soude (ou carbonate de soude) à la place de la lessive et un demi-verre de vinaigre blanc dans le bac à assouplissant. Lavez à 60 °C, faites plusieurs rinçages à la suite et enfin un lavage avec votre lessive habituelle.

L'HNI, une pratique farfelue ou géniale ?

L'HNI, Hygiène Naturelle Infantile, consiste à ne pas utiliser de couches et à « sentir » quand répondre aux besoins d'élimination de l'enfant, au même titre que ses besoins de se nourrir, boire, dormir, etc. Les parents qui appliquent l'HNI avec leur bébé, estiment que laisser les enfants « se faire dessus » est une solution de facilité pour le parent, à la limite de la malveillance, non-hygiénique, malsain (érythèmes fessiers, prolifération des bactéries...) et surtout contre nature !

Cette pratique peut surprendre dans notre société actuelle, mais elle est pourtant courante dans 60 % du monde... Dans la plupart des pays chauds, les enfants font leur life les fesses à l'air. Ainsi, l'enfant passerait plus aisément de l'HNI au pot qu'un enfant qui doit se sevrer des couches-culottes et qui doit soudainement éliminer à l'air libre. Il est vrai qu'éviter la macération de l'urine, très acide, épargnera le bébé de rougeurs, érythèmes fessiers ou infections urinaires.

Idéalement, on démarre l'HNI avant 4 mois. Techniquement, on commence d'abord par repérer le rythme d'élimination du bébé : s'il fait ses besoins avant ou après la tétée/biberon, au réveil, etc. On anticipe ces moments en le maintenant au-dessus d'un pot, des toilettes ou même d'un lavabo.

Pour détecter lorsque l'enfant fait ses besoins, vous pouvez aussi vous appuyer sur ses expressions du visage : une grimace particulière lorsqu'il a envie de pousser, un regard dans le vide ou concentré, les sourcils qui froncent et le front qui rougit, un couinement ou grognement, un petit gaz qui s'échappe avant l'arrivée de toute la troupe... C'est le moment de lui proposer d'éliminer !

Cependant, que faire s'il est l'heure de partir faire les courses et que bébé n'a pas éliminé depuis un petit moment ? On l'incite à se soulager. Le parent crée un code sonore, qu'il va utiliser lorsque l'enfant fait de lui-même, pour comprendre que le son est associé à l'action : avec le son « psss » pour le faire uriner et un grognement poussif pour lui donner envie de déféquer. Une autre méthode consiste à « signer » avec bébé. Les enfants sont capables de comprendre et reproduire un geste avant même de savoir parler. Il existe donc un signe « caca » et un signe « pipi », mais aussi pour manger, boire, etc.

En cas « d'accidents », ne surtout pas punir ou gronder l'enfant. Il ne s'agit pas de le formater à la propreté mais de répondre à son besoin autant que lorsqu'il a faim ou froid. L'HNI demande de l'investissement, du temps ; il est idéal en cas de maternage proximal...

CHAPITRE 3

LA SANTÉ DE BÉBÉ AU NATUREL

Avant toute chose, gardez à l'esprit que les astuces de grands-mères et soins naturels **ne dispensent pas d'un avis médical**. Les premiers mois de vie d'un nourrisson sont souvent marqués par des symptômes douloureux mais classiques : les fameuses coliques ou les poussées dentaires. Phytothérapie, homéopathie, huiles essentielles, astuces de tata Lucette... il existe une multitude de remèdes naturels efficaces pour traverser ces étapes clés avec plus de sérénité... autant pour l'enfant (qui souffre) que le parent (qui souffre de voir son bébé souffrir) !

QUELQUES DÉFINITIONS
pour s'y retrouver

Reliez le mot à la définition qui lui correspond :

A L'homéopathie

B La phytothérapie

C L'aromathérapie

D Bisouthérapie

E Les hydrolats

F Les huiles végétales

1 Corps gras liquide extrait de fruits secs, fleurs, noyaux, graines, contenant des vitamines et acides gras très bénéfiques pour la peau. Il sert souvent de base pour la dilution des huiles essentielles. Certains sont alimentaires et d'autres servent de combustible... ou même de carburant !

2 Thérapie absolument efficace qui consiste à prendre dans ses bras le patient et lui administrer une tonne de bisous. Très vite, les sourires apparaissent et le malade ressent un immense réconfort et un soulagement.

3 Thérapie qui soigne par les plantes. On peut traiter les maux sous forme de décoctions, cataplasmes, infusions, macérations, inhalations, etc. On n'intègre pas les cigarettes magiques ici.

4 Thérapie qui traite une maladie par des substances d'origine minérale, animale ou végétale très diluées (on parle de dilutions infinitésimales) qui, si elles étaient concentrées, provoqueraient des symptômes similaires à ceux du patient. Les médicaments sont administrés sous forme de granules ou de gouttes.

5 Thérapie qui soigne par les huiles essentielles. Ce ne sont pas à proprement parler des huiles mais un concentré liquide de substances volatiles obtenues par distillation, issues de plantes aromatiques ou d'organes de cette plante (feuilles, bois, racines, écorce, fruit, etc.).

6 Substances liquides obtenues lors de la distillation à la vapeur d'eau de plantes aromatiques. La vapeur entraîne les molécules aromatiques dans un alambic puis elle refroidit et redevient liquide, se séparant alors de l'huile essentielle. Parmi elles, on trouve les eaux florales (eau de rose, fleur d'oranger, camomille, etc.).

Réponse : A-4, B-3, C-5, D-2, E-6, F-1.

Cette page est volontairement blanche en hommage à tous ces parents qui ont supporté les hurlements et pleurs de leur bébé jour et nuit pendant des mois, à cause des coliques. Respect pour leur vaillance et résistance, même s'ils étaient à deux doigts de devenir fous, et qu'ils sont même allés jusqu'à emmener bébé faire des tours du quartier en voiture à 3 heures du matin !

Les autres parents : évitez de clamer que pour vous ça s'est très bien passé et que bébé n'a jamais eu de coliques ou reflux. Qu'en plus il faisait ses nuits dès la naissance. Un meurtre ce n'est pas si compliqué ; il suffit d'une bâche solide, une hache et un bon alibi !

La trousse de secours

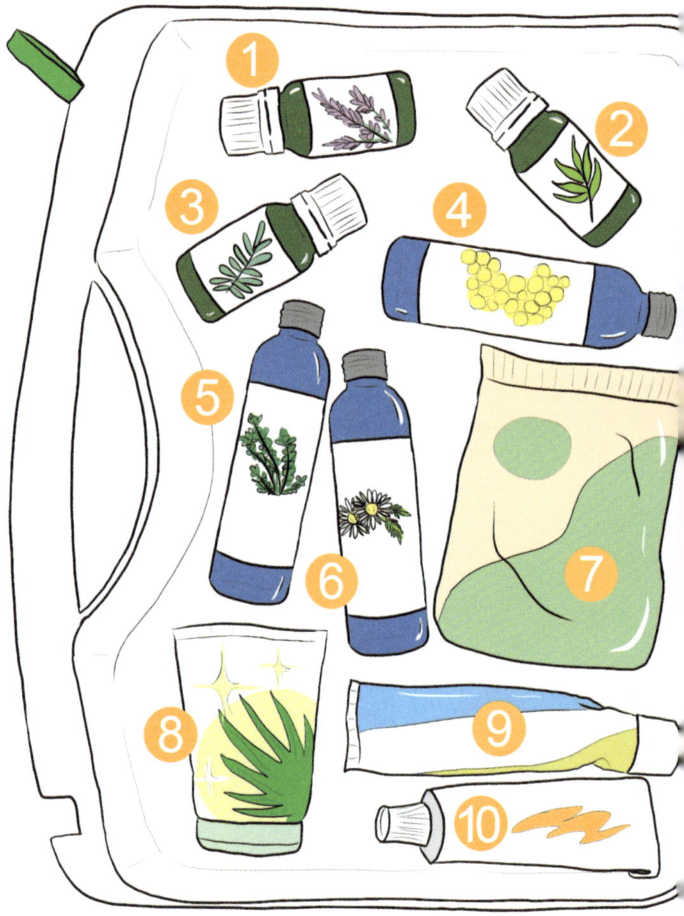

1. Huile essentielle de lavande vraie (ou « officinale ») : antibactérienne, cicatrisante, calmante.
2. Huile essentielle d'eucalyptus radié : la seule HE d'eucalyptus tolérée par les bébés ; elle soigne les rhumes, toux, grippes.
3. Huile essentielle de tea tree : une arme de guerre efficace contre les germes !
4. Hydrolat d'hélichryse italienne : il soulage les bleus, rougeurs, démangeaisons.
5. Hydrolat de thym à linalol : purifiant, apaisant, fongicide.
6. Hydrolat de camomille romaine : il calme la douleur (coliques, dents), apaise les irritations et régénère la peau.
7. Argile verte surfine (poudre) : elle absorbe le « mal » et répare tout (ou presque) !
8. Gel d'aloe vera bio (100% pur) : coups de soleil, problèmes de peau... il apaise et régénère miraculeusement !
9. Gel à l'arnica : apaise les chocs, bosses, bleus.
10. Pommade au calendula : pour les irritations de la peau.

de mon bébé bio

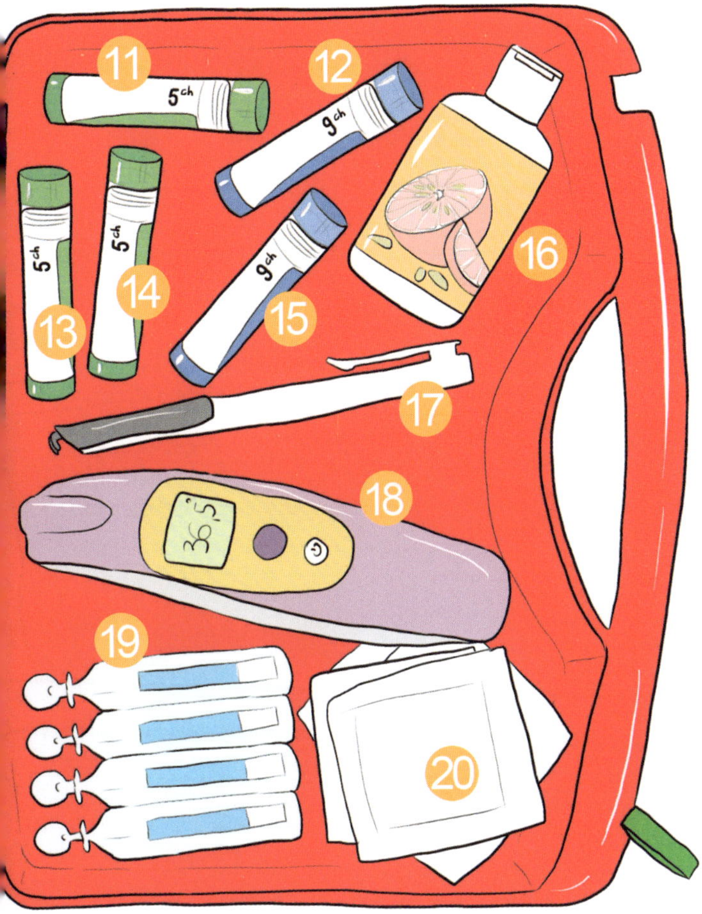

11. Belladona (homéopathie) : 5 granules en 5 CH toutes les heures si forte fièvre. 5 granules en 9 CH après le change si érythème fessier.
12. Chamomilla 9 CH : en cas de poussée dentaire, 3 granules 3 à 5 fois par jour jusqu'à amélioration.
13. Allium cepa 5 CH : Si un rhume apparaît, 2 granules 2 fois par jour jusqu'à amélioration.
14. Arnica montana 5 CH : en cas de chute ou coup, 2 granules juste après le choc.
15. Colocynthis 9 CH : en cas de coliques, 2 granules 2 fois par jour.
16. Extrait de pépin de pamplemousse : antibiotique naturel ! 1 goutte par kilo, réparti en 3 fois dans la journée (exemple : bébé de 6 kg, 3 x 2 gouttes / jour).
17. Tire tique : pour retirer une tique en toute sécurité.
18. Thermomètre
19. Sérum physiologique : lavage de nez ou nettoyage des yeux.
20. Compresses stériles.

— 12 ASTUCES —
en cas de coliques

Bébé pleure, voire hurle, il est inconsolable, il se tord, se cambre, se raidit, téter ou biberonner ne le soulage pas ou très peu, il n'en dort pas, le bercer, le porter ou le câliner ne le calme pas... s'il n'a ni fièvre ni autre symptôme apparent et que le pédiatre le confirme, ce sont sûrement les fameuses coliques. Elles apparaissent par crises et le reste du temps bébé se porte très bien et s'alimente sans souci.

1 — **Massez son bidou,** avec deux doigts qui tournent autour du nombril dans le sens horaire. Ou bien votre main à plat sur le bas du ventre, le pouce sur le flanc droit du bébé et les autres doigts alignés sur le flanc gauche vous massez doucement. Si vous doutez de vos gestes, demandez au pédiatre ou à l'ostéopathe de vous montrer comment faire. Vous pouvez aussi lui faire faire le pédalo, avec une seule jambe à la fois, vous la faites fléchir doucement jusqu'à ce que la cuisse touche le ventre, dans un mouvement de rotation de l'intérieur vers l'extérieur.

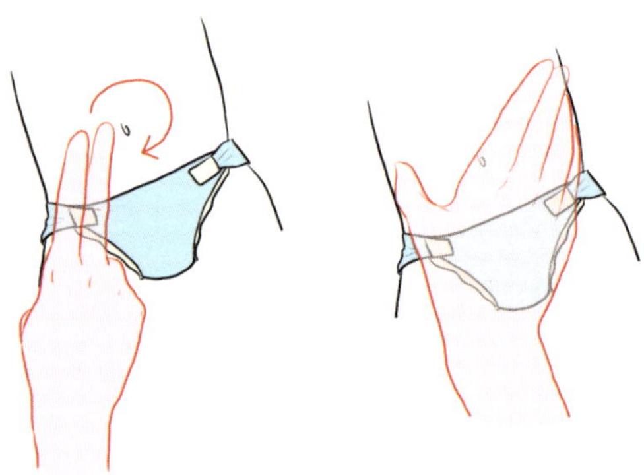

2 — **Changez de lait** si vous biberonnez, il se peut que votre enfant fasse une intolérance au lait de vache. Trouvez un lait plus adapté sur les conseils de votre pédiatre. Vous trouverez également des infos chapitre V.

3 — **Bercez-le doucement dans la position anti-colique.** Allongez votre nourrisson à plat ventre sur tout votre avant-bras, la tête dans le creux de votre coude, votre main entre ses jambes au niveau de la couche, puis bercez-le d'avant en arrière. La chaleur et la pression de votre bras le soulagent quasi instantanément dans la majorité des cas ! Alléluia !

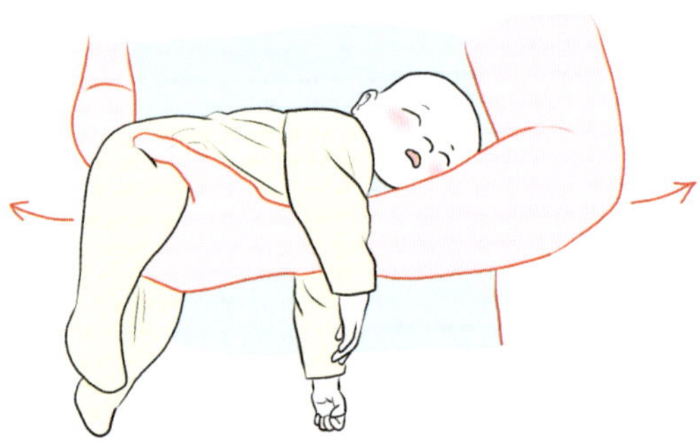

4 — **Quelques séances auprès d'un ostéopathe** peuvent soulager votre enfant. Il libère les tensions, assouplit l'abdomen... de plus il peut découvrir s'il y a d'autres pathologies.

5 — Des probiotiques et ferments lactiques adaptés aux nourrissons. Ces gentilles bactéries peuvent aider les intestins à remplir leur fonction. Faites-vous conseiller à la pharmacie.

6 — Le rototo, c'est sacré ! Positionnez bébé à la verticale, la tête contre votre épaule face à vous, tapotez-lui légèrement le dos ou frictionnez-le doucement de bas en haut jusqu'à ce qu'un rot sonnant et trébuchant se fasse entendre.

7 — Du peau à peau, un contact bénéfique autant pour le parent que le nourrisson. Ce dernier se place nu sur la poitrine dénudée de l'adulte, la tête de côté pour dégager les voies respiratoires, les jambes pliées (si possible), une couverture sur le dos. La chaleur, l'odeur, le battement du cœur de son père ou de sa mère peuvent apaiser ses douleurs et surtout ses angoisses.

8 — Le portage, dans la même logique, permet à bébé de profiter de votre chaleur réconfortante, de se maintenir en position verticale et de se sentir contenu contre son parent, rappelant ainsi sa vie intra-utérine. De plus, il permet de libérer les bras du porteur, qui peut caresser le dos de bébé pour le rassurer. Chantonnez, bercez-le, arpentez la maison dans tous les sens. Il se peut qu'il ne supporte pas le portage, dans ce cas, interrogez-vous sur une autre pathologie : le reflux.

9 — De l'homéopathie peut être administrée, à raison de 5 granules de Colocynthis 9 CH fondues dans un biberon avec un peu d'eau minérale avant de donner le lait. Si vous allaitez, faites fondre les médicaments avec de l'eau minérale dans un verre puis donnez-le au bébé à l'aide d'une pipette ou d'une petite cuillère, cela permet de ne pas faire de confusion sein/tétine. De la même manière, si votre bébé a le hoquet après la tétée ou se tord en arrière et se raidit de tout son long, donnez-lui 5 granules de Cuprum metallicum 9 CH. S'il se jette en arrière lors des crises vous pouvez aussi lui donner du Dioscorea 5 CH, à raison de 5 granules toutes les deux heures et à espacer si l'enfant va mieux.

10 — Si la maman allaite, elle peut **boire une tisane de camomille,** ses propriétés apaisantes peuvent passer dans le lait jusqu'à bébé, c'est magique ! Dans cette logique, la maman peut également supprimer de son alimentation tout ce qui contient du lait de vache, car il peut y avoir une intolérance chez l'enfant.

11 — Faire boire bébé à la verticale, lentement, avec des pauses fréquentes, que ce soit au biberon (anti-colique) ou au sein, il avalera moins d'air et digérera mieux. Ne l'allongez pas tout de suite après manger, pour éviter les reflux gastriques et favoriser les rots.

12 — Si la maman allaite, elle peut laisser bébé sur **un seul sein plus longtemps**. Les premières minutes d'allaitement, le lait maternel contient surtout de l'eau sucrée et du lactose. Au fur et à mesure de la tétée, le lait devient plus gras, plus riche, plus digeste et provoque moins de gaz et de coliques.

— QUE FAIRE —
en cas de rhume, toux ou maux de gorge ?

Sachant qu'un nourrisson respire uniquement par le nez jusqu'à environ 6 mois, qu'il ne sait pas encore respirer par la bouche, le rhume des tout-petits est souvent un désagrément assez angoissant pour les parents... là encore, en plus d'une consultation chez le pédiatre pour vérifier qu'un simple rhume d'apparence ne cache pas une autre pathologie, vous disposez de toute une panoplie de remèdes naturels et astuces de grands-mères miracle, donc pas de panique !

Si le nez de votre enfant a des écoulements clairs, jaunes ou verts (bon appétit !) le plus important sera de procéder à **plusieurs lavages par jour**. Généralement on utilise des **pipettes de sérum physiologique** (c'est un nom compliqué pour désigner seulement de l'eau salée stérilisée !), qu'on presse dans une narine pour que le « rhume » ressorte par l'autre. Veillez à maintenir impérativement l'enfant tourné sur le côté, allongé du côté de la narine où le rhume doit sortir. N'injectez le sérum qu'au moment où l'enfant a pris

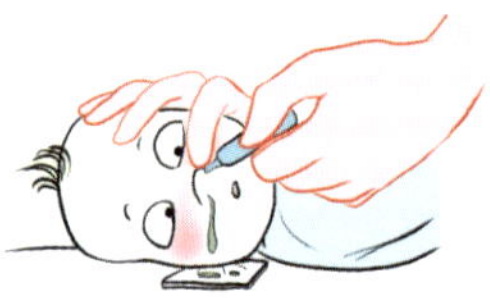

son inspiration. Attendez qu'il ait dégluti pour faire l'autre narine. Le liquide et les glaires ne doivent absolument pas couler dans la gorge et accéder aux poumons sous peine qu'un simple rhume, souvent d'origine virale, se transforme en bronchiolite ou autre truc pénible. C'est surtout très important pour éviter les risques de « fausses routes ». Si vous allaitez, ce lavage peut être réalisé avec du lait maternel : au tire-lait ou en l'exprimant manuellement, récupérez votre lait dans un verre propre puis aspirez-le dans une pipette de sérum physiologique que vous aurez préalablement vidée. Cette technique de lavage n'est pas très appréciée des bébés et effraie souvent les parents... si vous n'êtes pas à l'aise vous pouvez demander à votre pédiatre ou sage-femme de vous montrer les gestes afin de les reproduire correctement.

Le mouche-bébé aspire le rhume mais ne permet pas de faire un véritable lavage. Vous trouverez des mouche-bébé électriques, des manuels en forme de poire ou bien les fameux engins avec un tuyau qu'il faut mettre à la bouche et aspirer vous-même, tout en ayant conscience que l'autre bout du tuyau est plein de morve... c'est absolument dégoûtant ! Petit bémol sur cet outil qui ne fonctionne pas toujours très bien : il ne permet pas un bon vieux lavage et surtout s'il est trop fréquemment utilisé, irrite fortement les muqueuses jusqu'à provoquer des saignements. À utiliser donc avec parcimonie, surtout après un lavage au sérum ou au lait, pour enlever le liquide resté dans les narines.

Lorsque l'enfant quitte sa chambre, **profitez-en pour l'aérer.** Seules 5 minutes suffisent pour renouveler l'air d'une pièce. Profitez-en également pour laver les draps. La guerre aux microbes est déclarée, mouhahaha !

Donnez-lui une goutte d'extrait de pépin de pamplemousse dans son biberon ou mélangé à un peu de votre lait maternel dans une cuillère. L'EPP est un antibiotique naturel formidable qui renforcera les défenses de bébé ! Donnez 1 goutte par kilo, 2 ou 3 fois dans la journée. Si vous allaitez, vous pouvez en faire une cure (une dizaine de gouttes matin, midi et soir) et ses bienfaits passeront dans le lait. D'ailleurs, puisqu'on évoque l'allaitement, sachez que si vous avez attrapé ce même rhume avant bébé ou que vous l'avez encore, il bénéficiera alors des anticorps que vous avez fabriqués et qui passent également dans votre lait ! Magique, non ?

Un truc que tata Lucette vous a conseillé, que vous trouvez ridicule de prime abord, mais qui peut vous surprendre par son efficacité : au moment du coucher, **coupez un oignon épluché** en deux puis placez-le dans un bol d'eau chaude sous le lit de votre enfant, au niveau de sa tête. Les vapeurs d'oignon dilateront les muqueuses de bébé, atténueront les écoulements et il respirera beaucoup mieux durant la nuit. Il régnera alors une délicieuse odeur de soupe dans la chambre !

Si l'air est « sec » dans la chambre où votre enfant dort, **apportez plus d'humidité** pour dégager les muqueuses durant son sommeil. Vous pouvez y faire simplement sécher le linge ou bien disposer un bol d'eau sur le radiateur. Le petit plus serait de rajouter une branche de thym ou quelques gouttes d'hydrolat de thym à linalol (qui a une odeur moins agressive que les autres thyms). Si bébé tousse, cette pratique est idéale car cette plante a des propriétés antiseptiques particulièrement efficaces sur les fonctions respiratoires et renforce les défenses immunitaires. D'ailleurs vous pouvez aussi mettre quelques gouttes de cet hydrolat dans l'eau du bain !

Hydratez-le fréquemment, surtout s'il a de la fièvre. Si vous allaitez proposez-lui le sein régulièrement sinon un petit biberon d'eau si vous n'allaitez pas. En revanche, ne le forcez pas à manger.

Surélevez légèrement son matelas au niveau de la tête en glissant une petite épaisseur dessous. Les sécrétions se dirigeront moins dans le fond de la gorge. Certains berceaux de bébé disposent d'une fonction pour incliner le matelas d'un côté.

Si votre enfant est irrité au niveau du nez, à force de mouchages ou d'écoulement, vous pouvez appliquer un peu de crème de calendula ou de beurre de karité.

Surveillez fréquemment sa température pour voir si le rhume n'évolue pas en une autre maladie. Vous trouverez un texte sur la fièvre dans les pages suivantes de ce chapitre.

Vers deux ans, l'enfant acquiert plus d'autonomie pour pouvoir se moucher seul, apprenez-lui à souffler doucement dans un mouchoir, narine par narine.

L'homéopathie peut soulager votre enfant. Les granules sont à faire fondre dans un peu d'eau ou de lait maternel, puis à administrer avec une cuillère ou une pipette :

• Le rhume se traduit par un **écoulement clair abondant :** 3 granules d'Allium cepa 7 CH toutes les deux heures, en espaçant les prises si l'état s'améliore.

• **L'écoulement est jaune, épais :** 3 granules trois fois par jour de Kalium bichromicum 5 CH. S'il y a une toux grasse en plus : même dose avec du Kalium sulfuricum 9 CH.

• L'écoulement est **jaune-vert épais :** 5 granules quatre fois par jour d'Hydrastis canadensis 9 CH.

• Si la **toux est irritante** et que **bébé avale ses glaires :** 5 granules quatre fois par jour d'Hydrastis canadensis 5 CH.

• Si l'enfant a des **quintes de toux sèche** qui surviennent surtout la nuit : 5 granules trois fois par jour de Drosera 9 CH.

• Si le nez est simplement **bouché** et que l'enfant **éternue** : 5 granules quatre fois par jour de Nux vomica 9 CH.

Gardez votre bébé bien au chaud, s'il est vraiment à plat, dans votre nid douillet ; évitez le contact avec d'autres personnes, qui pourraient apporter de nouveaux microbes à un moment où votre enfant est très vulnérable... Faites-lui prendre l'air, bien couvert, lorsque vous constatez une véritable amélioration.

La nuit, cododotez, apportez son lit près du vôtre... en bref, gardez-le près de vous pour veiller sur lui, le rassurer et pouvoir le moucher quand le nez est trop obstrué. En vrai, c'est aussi pour l'entendre respirer et se rassurer en tant que parent, parce que sinon, grand classique, vous allez vous rendre dans sa chambre toutes les cinq minutes pour voir s'il respire ! Autant l'amener près de vous si vous ne cododotez pas déjà.

En cas de rhume, toux, bronchiolite, angine ou autre ~~saloperie~~ pathologie, vous pouvez **fabriquer votre propre sirop naturel !** Râpez finement un oignon ou un navet bio dans un pot en verre (bocal, pot à confiture...) en alternant les couches de légume avec des couches de cassonade (sucre roux en poudre). Laissez macérer l'ensemble au frigidaire toute une nuit et si tout se passe bien vous obtiendrez dès le lendemain un sirop naturel fait maison ! Il ne peut être administré qu'à partir de 3 mois, à raison d'une cuillère trois fois par jour.

Tata Lucette a certainement des actions dans la culture de l'oignon car elle a encore une astuce à nous partager en cas de toux ou maux de gorge : **placez une rondelle d'oignon sur la gorge** de votre enfant (s'il est assez grand pour ne pas essayer de la mettre à la bouche) et nouez un foulard autour de son cou pour qu'elle ne bouge pas. Le but du jeu est de tenir quelques heures ainsi. Lorsque vous câlinerez votre enfant par la suite vous aurez l'impression que, comme Obélix, il est tombé dans la soupe !

Si vous avez un grand bébé de plus de 3 ans, autrement dit un enfant – comment ça ils ne sont plus nos bébés après 3 ans ?! – désolées – vous pouvez aussi lui **fabriquer un sirop maison naturel :** portez à ébullition 150 ml d'eau et ajoutez-y une petite poignée de thym sauvage, un demi-citron coupé en rondelles, couvrez la casserole et stoppez la cuisson. Laissez macérer une petite demi-heure, filtrez puis versez le liquide dans une nouvelle casserole. Ajoutez-y 100 ml de sirop de sucre de canne (bio de préférence) et portez l'ensemble à ébullition jusqu'à épaississement. Ajoutez alors hors du feu 100 g de miel et 1 à 2 gouttes d'huile essentielle d'eucalyptus radié. Ce sirop apaisera ses maux de gorge ou sa toux mais également un vilain rhume.

Pour un enfant de plus de 3 mois, vous pouvez **fabriquer un baume apaisant à base d'huiles essentielles** afin de masser sa poitrine et soulager votre petit malade. Dans un flacon propre, versez 1 goutte d'huile essentielle de bois de Hô (stimule les défenses immunitaires), 1 goutte d'huile essentielle d'eucalyptus radié (expectorante, renforce les défenses et décongestionne) et 1 cuillère à café d'huile végétale de votre choix (argan par exemple). Mélangez, étiquetez la date et les ingrédients, puis massez le torse de votre enfant chaque soir jusqu'à amélioration de son état.

Si vous vouliez faire vacciner votre enfant, attendez impérativement qu'il ne soit plus en faiblesse et bien guéri ! Il n'aurait pas assez de défense pour se battre contre les souches des valences vaccinales...

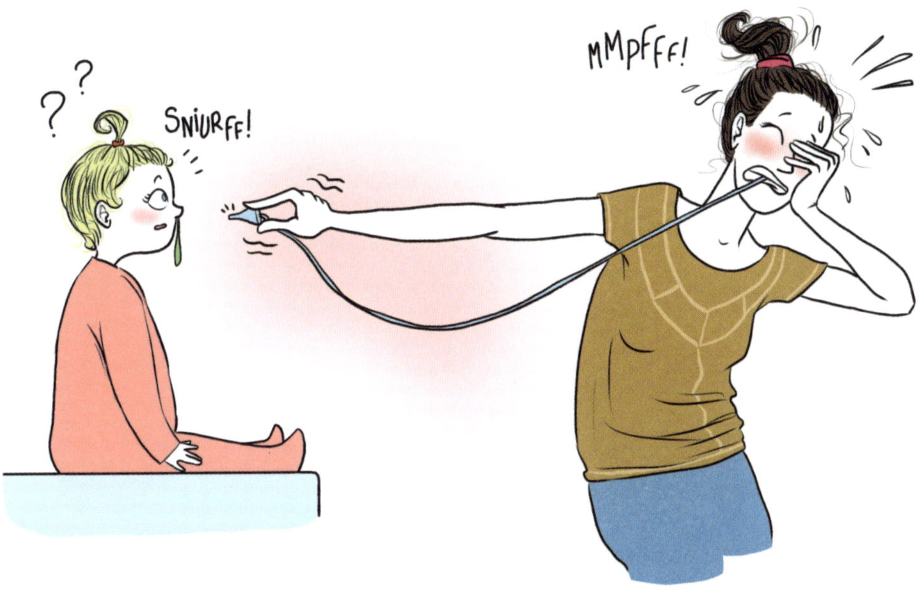

La morve aux trousses.

4 REMÈDES
contre l'otite

Les douleurs dues aux otites sont terribles et vous pouvez soulager votre petit bout par quelques astuces et remèdes naturels en complément du traitement prescrit par le médecin.

1 **Apposez sur l'oreille des cataplasmes d'oignon,** ses effluves contiennent des vertus anti-inflammatoires et antibactériennes (décidément, tata Lucette va faire fortune avec toutes ses cultures !). Chauffez à la poêle durant quelques minutes un demi-oignon coupé en petits morceaux. Transférez le tout dans une chaussette propre et nouez-la. Testez sur votre oreille pour voir si ce n'est pas trop brûlant. Il faut que les effluves agissent, donc que le cataplasme soit suffisamment chaud sans brûler, pour faire de l'effet. Pour que le bébé le garde en place une vingtaine de minutes, calez-le avec un bonnet ou un bandeau à cheveux. La réussite se trouve dans la persistance du traitement, alors on ne lâche rien et on recommence trois fois par jour ! Cette méthode agit aussi bien sur les enfants que les adultes.

2 **Réalisez un cataplasme d'argile** pour apaiser la douleur et lutter contre l'infection. Pour qu'il agisse vraiment, l'argile doit être en contact direct avec la peau afin « d'aspirer » les toxines et être laissée en place quasiment deux heures chaque jour jusqu'à guérison complète ! Vous allez d'abord fabriquer une « réserve » de cataplasmes, en versant de l'argile en poudre dans un gros bocal en verre avec de l'eau. Ne remuez pas la préparation, refermez bien le bocal et l'ensemble va s'homogénéiser tout seul. Laissez reposer une bonne heure puis prenez une petite poignée avec un essuie-tout et apposez-la directement sur l'oreille. Calez l'ensemble avec un bonnet ou un bandeau à cheveux. Si vous craignez que l'argile salisse, vous pouvez glisser un gant entre le bonnet et le cataplasme. Lorsque vous l'enlevez après les deux heures de pose, touchez l'endroit où il était contre l'oreille, s'il est très chaud c'est qu'il a bien « aspiré » les toxines ! Jetez le cataplasme à la poubelle et rincez les traces d'argile sur la peau simplement avec de l'eau.

3 **Massez doucement la tempe près de l'oreille, avec une goutte d'hydrolat de thym à linalol,** que l'on retrouve dans les remèdes naturels contre le rhume (cf. texte précédent).

4 **Si le tympan n'est pas percé** (après vérification du médecin), vous pouvez cuire un oignon (merci tata Lucette, la reine du bulbe !) dans un peu d'eau puis, une fois refroidi, déposer **une goutte de jus d'oignon directement dans l'oreille.**

QUE FAIRE
en cas de fièvre ?

Contrairement aux idées reçues, la fièvre n'est pas si mauvais signe que cela, au contraire, elle indique que votre bébé lutte contre les bactéries ! C'est une réaction, pas une maladie : lorsqu'un microbe attaque, la fièvre contre-attaque !

Dans ce sens, faire baisser une petite fièvre dès qu'elle apparaît peut « casser » les défenses mises en route par le corps. Mais c'est viscéral, en tant que parent on ne peut s'empêcher de s'inquiéter à mort dès que bébé présente un peu de température ! Ne vous jetez donc pas sur le paracétamol (donnez-en qu'à plus de 38,5 °C) et ne paniquez pas, respirez lentement, soufflez, restez calme car votre enfant est une petite éponge de vos émotions qui absorbera votre angoisse. Plusieurs solutions s'offrent à vous, des précautions à prendre, des remèdes et gestes apaisants. Consultez le médecin ou le pédiatre si la fièvre dépasse les 48 heures, qu'elle dépasse les 38,5 °C, que votre bébé respire péniblement ou que votre nouveau-né a moins de 3 mois. Vous êtes les parents, vous connaissez votre enfant mieux que quiconque et sentirez si une visite médicale s'impose avant ces recommandations ou si votre bout d'chou présente d'autres symptômes.

La température normale d'un bébé varie de 36,5 °C à 37,5 °C. **En dessous de 38,5 °C de fièvre,** vous pouvez laisser ses défenses immunitaires jouer leur rôle, tout en contrôlant régulièrement les degrés. Votre premier geste sera de **découvrir l'enfant** (sans pour autant le dénuder) pour ne pas faire monter cette petite fièvre et de **l'hydrater**. **Proposez régulièrement le sein si vous allaitez,** sachant que les dix premières minutes de tétée offrent un lait beaucoup plus aqueux, hydratant et sucré, ce qui peut « booster » légèrement bébé. Donnez **un petit peu d'eau si vous biberonnez.**

Lorsque la fièvre dépasse les 38,5 °C, vous pouvez la diminuer grâce à votre corps ! **Faites du peau à peau, votre température régulera celle de votre bébé** et son corps se calera sur vos degrés à vous !

Ne donnez SURTOUT PAS de bain ! Le choc thermique pourrait occasionner des convulsions... Si vous tenez à le laver, privilégiez plutôt une petite toilette du corps avec un linge ou gant humidifié, sur sa table à langer.

Pour faire baisser une forte fièvre, vous pouvez aussi **rafraîchir votre enfant avec un gant humide** sur le torse, l'aine, les pieds, etc.

Vous pouvez réaliser des compresses d'**hydrolats de rose ou achillée mille-feuille,** à laisser agir sur son front.

Ne le forcez pas à s'alimenter (s'il mange déjà solide), le jeûne tout comme la fièvre est un processus naturel... veillez surtout à l'hydrater.

Vous pouvez lui donner à boire de **la tisane de fleurs de sureau,** connue pour diminuer la fièvre et faire « suer » ! Pour un tout-petit, donnez-lui deux cuillères de cette tisane ; si vous allaitez, buvez le reste pour que les effets bénéfiques passent dans votre lait.

L'avantage d'un **traitement homéopathique** en cas de température élevée est qu'il l'accompagne dans la lutte contre les bactéries sans chercher à « casser » cette fièvre :

• Si la fièvre est forte et soudaine ou que l'enfant dégouline de sueur : 3 granules toutes les deux heures de Belladona 9 CH. Si vous avez un bébé de moins de 6 mois, administrez-lui 10 granules dilués dans un peu d'eau puis donnés à la cuillère si vous allaitez sinon au biberon.

• Si la fièvre est « sèche », que bébé ne transpire pas : 3 granules toutes les deux heures de Aconitum napellus 9 CH.

Enfin n'oubliez pas d'user et abuser du remède le plus efficace, naturel et apaisant : **la bisouthérapie !**

LE TOP 10 DES MALADIES INFANTILES

Les grands classiques

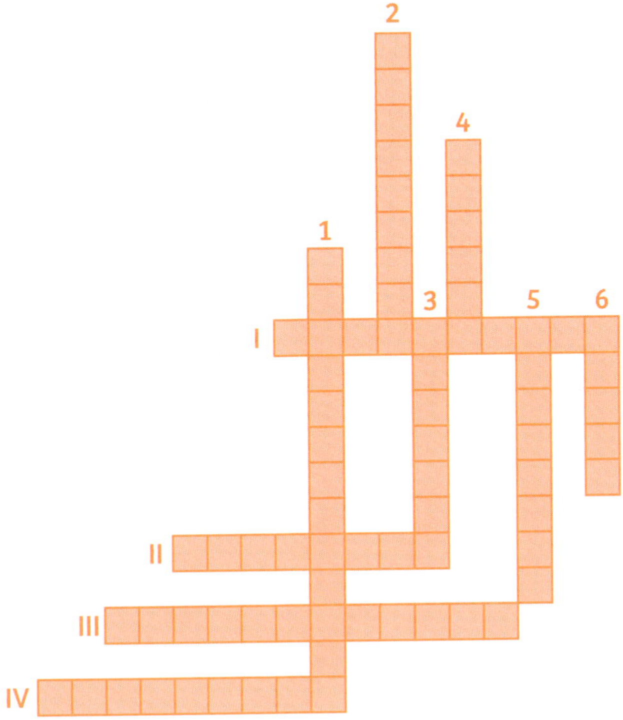

HORIZONTAL

I. Mot compliqué pour évoquer une maladie bénigne, appelée aussi « Dermatose des plis» : le frottement de la peau contre elle-même provoque une irritation et des rougeurs, ciblées au niveau des plis (aisselles, cou, aine...) et souvent accentuées l'été par la transpiration.
II. Phénomène fréquent à la naissance, qui rend la peau et le blanc des yeux jaunâtres. Malgré ça, en tant que parent, on trouve toujours que c'est le plus beau.
III. Inflammation des petites bronches qui provoque fièvre légère, rhume, toux et respiration sifflante et rapide. On utilise un bronchodilatateur pour guérir.
IV. Encore un mot compliqué ! Ce sont les croûtes de lait présentes dans le cuir chevelu, parfois le siège, les sourcils et les aisselles. Ça pue mais c'est bénin !

VERTICAL

1. Inflammation de la conjonctive (membrane sur l'œil) qui rend les yeux tout collés pleins de pus au réveil. Très souvent bénigne, elle guérit en 2 jours.
2. Des pustules poussent sur tout le corps, elles grattent et laissent parfois de charmantes cicatrices en forme de cratère. Très sympa.
3. Des petites tâches rosées sur le haut du corps, le cou, parfois le visage et les membres, qui guérissent sans traitement, en quelques jours.
4. Un joli nom de fleur donné à un champignon qui infecte les muqueuses de la bouche.
5. C'est l'histoire d'un staphylocoque qui profite d'une petite égratignure pour infecter la peau et ça donne des petites croûtes circulaires et purulentes. Sympa aussi.
6. Infection bactérienne de l'oreille : du pus s'accumule derrière le tympan et fait pression, ce qui fait si mal !

Réponses : I. Intertrigo / II. Jaunisse / III. Bronchiolite / IV. Séborrhée.
1. Conjonctivite / 2. Varicelle / 3. Roséole / 4. Muguet / 5. Impétigo / 6. Otite

QUE FAIRE
en cas de gastro et troubles intestinaux ?

Rien que son nom fait froid dans le dos et évoque des souvenirs très désagréables ! La gastro, une véritable plaie qui balaie toute une famille tel un ouragan, mais avec du vomito en plus !

C'est une bactérie ou un virus qui provoque l'infection des muqueuses de l'estomac et des intestins puis qui engendre la plupart de ces affreux symptômes : fièvre, fatigue, nausées ou vomissements, mal de bide intense, diarrhées… Elle dure entre deux et cinq jours, reste contagieuse même trois jours après guérison et son temps d'incubation varie de quelques heures à trois jours. On s'en remet très bien, mais chez un tout-petit, les diarrhées et vomissements peuvent mener à une déshydratation… le rotavirus peut même provoquer une perte de poids impressionnante en quelques heures. Si votre enfant présente plus de 38,5 °C de fièvre, que ses vomissements et diarrhées persistent et s'intensifient, qu'il semble épuisé, qu'il refuse même de boire, rendez-vous aux urgences sans hésiter.

Les frères et sœurs ou vous-même êtes touchés par cette pathologie, alors afin de ne pas contaminer votre bébé, un seul mot : **prévention !** Adoptez des mesures d'hygiène strictes, **lavez-vous les mains avec application** constamment avant de toucher votre enfant, avant de manger, après avoir été aux toilettes, quand vous rentrez à la maison, etc. Bien laver les fruits et légumes et bien cuire la viande. Sur ce coup-là, évitez la bisouthérapie, snif !

Avant que le mal ne gagne votre foyer, **vous pouvez donner par prévention de l'homéopathie :** une dose par semaine de Phosphoric acidum 15 CH, pendant un mois.

Veillez à bien hydrater régulièrement votre bébé. Si vous allaitez, vous pouvez continuer à proposer le sein. Le fait de donner que de l'eau n'évite pas la déshydratation, gardez donc toujours à la maison par prévention **des SRO, Solutés de Réhydratation Orale !** Ce sera votre premier réflexe, donnez-en aussitôt que diarrhées ou vomissements apparaissent. Ils contiennent de l'eau, du sucre, du sel, mais plus précisément des électrolytes, glucides, citrates et bicarbonates, qui pourront réduire l'acidité et réhydrater votre petit patient. Certains signes indiquent clairement que votre bébé se déshydrate trop sévèrement : la fontanelle se creuse, la bouche est sèche, ses yeux sont cernés et semblent enfoncés : emmenez-le aux urgences, n'hésitez pas.

Une cure de probiotiques adaptés aux nourrissons pourra retaper le système digestif malmené. Faites-vous conseiller à la pharmacie selon l'âge de votre bébé, en précisant qu'il s'agit d'une gastro (chaque souche remplit une fonction spécifique).

Vous pouvez associer à ce traitement du macérat-mère de bourgeon de noyer, qui renforce la flore intestinale et le système immunitaire. Une goutte par tranche de dix kilos de poids, trois fois par jour puis une fois par jour dès l'amélioration.

Par **l'homéopathie,** vous pouvez aussitôt aider le système digestif à se rétablir. S'il vomit et a de la diarrhée, diluez dans un peu d'eau minérale du Veratrum Album en 5CH, 5 granules 3 fois par jour. On peut aussi atténuer vomissements et crampes abdominales avec du Cuprum 5CH, 5 granules 3 fois par jour.

Lorsque les vomissements se réduisent, vous pouvez donner des **tisanes d'hydrolat :** une cuillère à café dans une tasse d'eau chaude d'hydrolat de thym à linalol ou de romarin.

Sauf si votre enfant a de la fièvre, les **bouillottes** spécialement conçues pour les bébés peuvent atténuer les douleurs intestinales. Leur chaleur est plus diffuse et plus douce que celles pour adultes, souvent fabriquées à base d'éléments naturels (graines de lin doré, noyaux de cerise...). Si vous aimez coudre, vous pouvez même vous en concevoir une vous-même.

Bon courage !

10 SOLUTIONS
pour survivre au mal des transports

Le mal des transports s'explique par la sensibilité de l'oreille interne, hyper stimulée pendant un voyage (virages, descentes, freinages, accélérations...) et cela provoque un déséquilibre. Soudain, votre enfant ne parle plus, devient tout pâle... signe que bientôt surviendra le vomito ! Heureusement, vous pouvez jouer un coup d'avance sur ces maux des transports et prévoir des remèdes naturels efficaces !

1 — Avant de partir, évitez de donner à votre enfant des petits déjeuners trop acides qui favorisent les nausées : jus d'orange ou chocolat au lait...

2 — Vous pouvez amener **une compote de pomme si bébé est diversifié ou des tranches de pomme si c'est un enfant.** De tous les fruits, la pomme est la mieux adaptée sur la route car elle est très digeste. Elle comblera cette sensation de « creux » dans le ventre quand le système digestif tourne trop vite et « à vide ».

3 — **En homéopathie,** vous connaissez sûrement déjà l'indétrônable Cocculine ! Uniquement après 18 mois, diluée dans un peu d'eau minérale, un granule la veille du départ et un autre juste avant de partir. Pour un enfant de plus de 2 ans, vous pouvez administrer du Cocculus complexe n° 73, à raison de 5 à 10 gouttes trois fois par jour (selon l'âge) dans un verre d'eau et en dehors des repas.

4 — Il existe des **bracelets d'acupression anti-nausée pour les enfants,** qui exercent un point de pression, selon l'acupuncture, à l'endroit qui stoppe les nausées.

5 — Dans la même logique, vous pouvez **masser ces points sur votre bébé.** Repérez l'emplacement qui est situé à exactement trois largeurs de doigt (ceux de l'enfant) au-dessus du pli du poignet, entre les deux tendons. Massez doucement en petits cercles.

6 — Tata Lucette vous conseille de **scotcher un bout de sparadrap sur le nombril...** à essayer si vraiment vous êtes désespérés. Oui, c'est bizarre, mais il paraît que ça marche !

7 — L'anxiété accentue les nausées. **Rassurez votre enfant,** racontez-lui des histoires pour détourner son attention. Les mauvaises odeurs aussi empirent la situation, aérez donc l'habitacle fréquemment quelques minutes. Faites des pauses toutes les deux heures.

8 Parfois, tout ce que vous mettez en place et qui est en votre pouvoir n'empêche pas le drame... et la banquette arrière est repeinte ! **Prévoyez donc un kit anti-vomito :** une bouteille d'eau et une éponge pour nettoyer, une ou deux serviettes de toilette pour disposer sur bébé et « récolter le tout » à la place du siège auto et des vêtements, un sac plastique si la victime a plus de 2-3 ans et comprend que c'est là-dedans qu'il faut rendre le petit déjeuner et enfin, une tenue de rechange pour éviter de baigner dans son jus tout le reste du voyage !

9 Si vous avez **un enfant de plus de 6 ans,** sachez que la menthe soulage radicalement les nausées. Vous pouvez lui faire boire une menthe à l'eau au moment de la pause, ou lui donner un bonbon mentholé de temps à autre.

10 **En avion,** le changement de pression lors du décollage est responsable du déséquilibre de l'oreille interne et peut être douloureux pour votre enfant. Si vous avez un bébé, faites-le téter pendant le décollage et si vous n'allaitez pas, donnez-lui un biberon ou une tétine. Le mouvement de succion atténuera le déséquilibre dans l'oreille interne. Si votre enfant est plus âgé, faites-lui mâcher un chewing-gum, d'ailleurs vous aussi ça peut vous soulager si vous avez mal !

Bon voyage !

— QUE FAIRE —
en cas de varicelle ?

La varicelle, que les petits appellent « la vermicelle », est une maladie virale et très contagieuse, mais bénigne. Un passage classique et assez impressionnant de la petite enfance. La période incubation dure deux semaines puis provoque une fièvre modérée et des boutons ronds et rouges pour commencer. Vous pouvez consulter un médecin ou un pédiatre pour vérifier qu'il ne s'agisse pas d'une autre pathologie éruptive (pied-main-bouche, roséole, rougeole, etc.). Il se forme ensuite des petites bulles liquides, des vésicules, extrêmement contagieuses. Et là entrent en jeu les démangeaisons et leur fâcheuse tendance à laisser des cicatrices à vie ! L'état général est assez bon, il continue à jouer et manger, etc. Elle se guérit rapidement, de cinq à dix jours, au moment où les vésicules forment une croûte si l'enfant n'a pas trop gratté. La période de contagion commence cinq jours avant l'éruption, d'où sa fourberie, jusqu'à toute la période éruptive. Il faut que la varicelle « sorte », n'ayez donc pas peur devant ces vagues successives de boutons, c'est signe que le corps lutte contre la maladie.

Il y a des cas dans lesquels il est vivement recommandé de consulter un médecin ou un pédiatre : si l'enfant a moins de 6 mois, si la fièvre dure plus de 48 heures (plus de 38,5 °C), s'il y a une nouvelle poussée de fièvre au quatrième jour, si l'enfant a un bouton douloureux qui grossit exagérément, s'il a une rougeur qui s'étend autour de lésions, s'il a des larmes qui coulent en continu. Autrement, vous avez plusieurs remèdes naturels afin d'apaiser les démangeaisons et favoriser la cicatrisation.

Coupez bien ses ongles pour que la grattouille laisse le moins de cicatrices possible. Si votre bébé a tendance à se griffer malgré tout, vous pouvez lui mettre tout simplement des **moufles ou des gants !**

Saupoudrez de l'argile verte sur tout le corps pour en faire un bébé martien. Vous pouvez également traiter les zones très « boutonnées » par des cataplasmes d'argile un quart d'heure avant le bain (voir recette dans « Que faire en cas d'otite »).

Vous pouvez sinon saupoudrer de **talc au calendula** pour apaiser les démangeaisons.

L'huile végétale d'argan ou d'avocat détiennent des vertus cicatrisantes et peuvent être appliquées sur les boutons.

L'aloe vera, une plante miraculeuse pour la peau, régénérante, apaisante, cicatrisante. Vous pouvez vous procurer des tiges fraîches en magasin bio ou dans votre jardin si vous en cultivez, sinon en gel 100 % naturel, à appliquer avec générosité sur les éruptions.

Le miel en application locale a des pouvoirs antiseptiques et cicatrisants ! Afin d'éviter de coller de partout, mettez du miel sur le bouton, un sparadrap dessus et laissez agir toute la nuit avant de rincer. D'ailleurs, en passant, vous pouvez aussi l'utiliser sur vous, pour vos boutons d'autre nature !

Le soir après le bain, étalez de l'huile végétale (ou de macération) de **millepertuis,** qui aura le pouvoir d'atténuer les démangeaisons. N'exposez pas votre enfant au soleil car cette huile est photosensible, d'où son utilisation plutôt le soir et la nuit.

Un bain de tisane ! Et pas n'importe laquelle : de **tilleul**. Préparez un bon litre de tisane et versez-la dans le bain de votre petit patient. Cela le soulagera instantanément et il se grattera moins.

Tant qu'à faire, ajoutez un verre de **bicarbonate de sodium** dans le bain ! Il a des vertus anti-démangeaisons également. Vous pouvez sinon préparer une lotion à appliquer sur les boutons directement : 40 ml d'eau pour 2 cuillères de bicarbonate de soude.

Aidez-vous de l'homéopathie pour soulager les démangeaisons et favoriser une meilleure cicatrisation :

- **Lorsque la vésicule apparaît :** 3 granules de Rhus toxicodendron 5 CH trois fois par jour jusqu'à ce que les croûtes commencent à tomber (environ dixième jour).

- **Pour calmer les démangeaisons :** 3 granules de Croton tiglium 5 CH trois fois par jour jusqu'à ce que la grattouille se calme.

Dites-vous que **c'est une bonne chose que votre enfant sorte la varicelle durant sa petite enfance,** car elle est plus à risques lorsqu'elle se déclare chez les adultes !

6 ASTUCES « MAGIQUES »

(enfin presque) pour soulager un bébé qui fait ses dents

Survenant à partir de 4 mois, la poussée des dents jusqu'à ce qu'elles percent est souvent accompagnée de douleurs et symptômes pénibles… Votre bébé pleure plus que d'habitude, il a les joues rouges, des érythèmes sur les fesses, il a constamment les doigts ou le gros orteil de pied dans la bouche, il mâchouille tout ce qu'il trouve ou il sécrète des litres de bave : ne cherchez pas autre chose, il « fait » ses dents !

1 — Mmmh, **du froid !** Afin de décongestionner la douleur, donnez à bébé un anneau de dentition à réfrigérer ou une **tétine grignoteuse** à mâchouiller, remplie de lait maternel congelé ou de fruit préalablement refroidi au frigidaire (pomme, banane, poire…) s'il a plus de 5-6 mois. C'est une sorte de grosse tétine trouée comme une passoire, que le bébé suçote afin de goûter aux fruits crus sans risquer d'avaler des morceaux.

2 — Il existe des **gels gingivaux bio « Poussée dentaire »** en pharmacie, bien sous tout rapport et sans produits chimiques. Néanmoins, vérifiez que la composition ne contienne pas d'alcool ou d'huiles essentielles déconseillées pour les bébés, et qu'ils ne soient pas fluorés.

3 — En **homéopathie,** vous pouvez soulager la douleur en donnant 5 granules de Chamomilla vulgaris 9 CH trois fois par jour. Il existe aussi une solution buvable homéopathique, Camilia, spécialement adaptée aux nourrissons lors de leurs poussées dentaires ou des suppositoires, C354, pour soulager les douleurs.

4 — **Pulvérisez de l'hydrolat de camomille romaine** sur les gencives puis massez-les. Le petit plus : rangez le flacon au frigidaire pour qu'il soit bien frais lors de son utilisation.

5 — **Bercez bébé ou placez-le contre vous en portage** pour l'apaiser et le rassurer, puis allez faire des trucs super cool comme, par exemple, faire la vaisselle, étendre le linge… !

6 — **La bisouthérapie !** C'est gratuit, efficace, naturel et ça fait autant de bien au donneur qu'au receveur de bisous et câlins réconfortants !

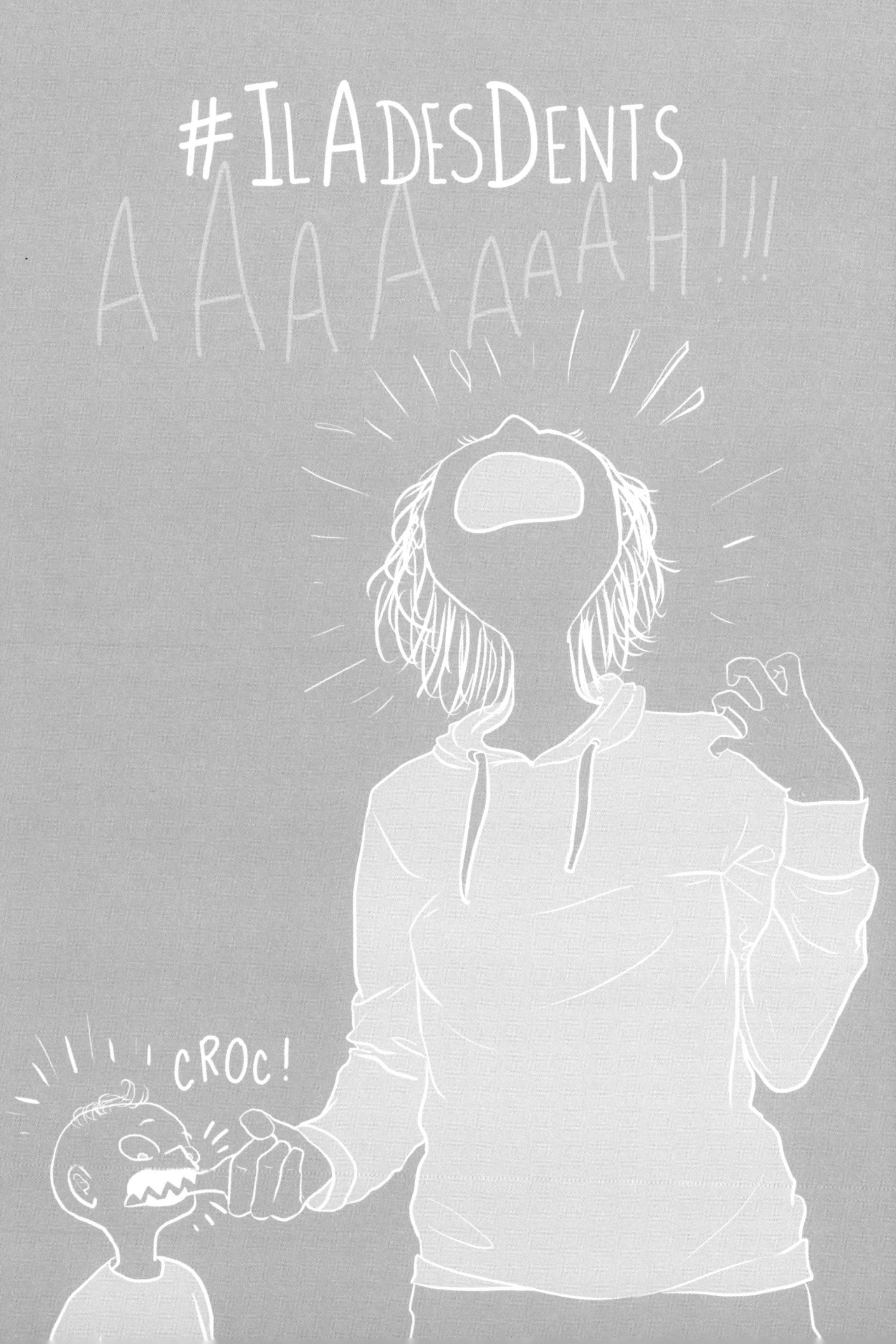
#IlAdesDents
AAAAAAAAH!!!
CROC!

— SOIGNER —
les bobos de guerre

Chaque blessure de guerre équivaut à un remède naturel, un gros bisou pour le réconfort et une anecdote croustillante à raconter plus tard lors des repas de famille !

• **Égratignure, écorchure, éraflure, en bref une plaie superficielle :** dans tous les cas nettoyez d'abord à l'eau. Vinaigre de cidre antiseptique et cicatrisant, dilué dans de l'eau, à tamponner avec une compresse stérile. De l'arnica, en gel ou en homéopathie, à tester d'abord sur un petit coin de peau en cas d'allergie. Du miel pour panser, au thym de préférence, pour ses pouvoirs antiseptiques et cicatrisants. L'huile de millepertuis également, en pansement. Un bisou magique et un petit sparadrap si le grand blessé le réclame.

• **Prévenir des morsures de dragon :** accrochez à la fenêtre de la chambre ou à la poussette votre dernière fiche d'imposition, il paraît que ça calme direct.

• **Prévenir des morsures de vampire :** accrochez à la fenêtre une gousse d'ail (bio s'il vous plaît !).

• **Plaie qui saigne :** désinfectez avec les remèdes précédents. Le poivre stopperait les hémorragies et accélère la cicatrisation, grâce à la pipérine qu'il contient. Broyez des grains de poivre et déposez-les dans la plaie : ça ne pique pas, ça ne brûle pas.

• **Écharde :** faites tremper une dizaine de minutes le doigt, ou appliquez une compresse, dans un mélange d'eau tiède, de savon (de Marseille, d'Alep, ou au lait d'ânesse…), et 2 gouttes d'huile essentielle de tea tree (pour désinfecter). Retirez l'écharde doucement, sans trembler, à l'aide d'une pince à épiler.

• **Asphyxie par pet d'ogre :** prévoyez toujours un masque à gaz dans votre trousse à pharmacie.

• **Asphyxie par l'haleine du matin de papa :** si vous pratiquez le cododo, évitez de mettre bébé du côté de papa. Si jamais bébé inhale l'haleine fétide de son papa par mégarde, courez vite dehors trouver de l'air frais.

• **Bosse, coup, choc, bleu :** si le choc est trop important, vous pouvez aller aux urgences vérifier qu'il n'y a pas de traumatisme crânien. De l'arnica, en gel ou en homéopathie, à tester d'abord sur un petit coin de peau en cas d'allergie. Appliquez en compresse de l'hydrolat d'hélichryse italienne bio quatre fois par jour maximum jusqu'à résorption complète. Cataplasme d'argile (voir la recette dans

« Que faire en cas d'otite »). (Tata Lucette préconise qu'avec rien sous la main, on place une pièce de monnaie sur le coup ou bleu, on presse légèrement et on maintient avec un foulard.) Un remède efficace : appliquez un morceau de beurre bien frais ! D'ailleurs le froid est aussi un remède pour soulager, en remplissant un sachet plastique de glaçons, glissez-le dans un gant puis appliquez-le en douceur sur le bobo de guerre.

• **Bobo à la lèvre :** même la plus petite coupure à la lèvre provoque d'impressionnants saignements. Le premier réflexe : le froid ! Même technique que pour les bosses (lire ci-dessus). On n'applique rien d'autre (trop près des voies orales ou respiratoires) et on stoppe le saignement avec une serviette propre.

• **Doigt pincé dans une porte :** si l'ongle est en place, le doigt un peu rouge, pas trop gonflé, quelques minutes sous l'eau froide ou de l'arnica en gel ou en granules homéopathiques. Si le doigt gonfle, ne se plie plus, que l'ongle est salement amoché ou qu'il y a un gros hématome gênant sous l'ongle, allez aux urgences. Si l'ongle est tombé (beurk !) ramassez-le (re-beurk !) et emmenez-le aussi aux urgences, le médecin le « replacera » ! (Re-re-beurk !)

• **Œil qui coule depuis la naissance :** il s'agit sûrement du canal lacrymal qui est bouché, encore trop immature pour jouer son rôle et évacuer les larmes de manière interne… alors tout ressort, avec parfois du pus et des formations de croûtes jaunes, ressemblant à une conjonctivite. Le premier réflexe : prendre rendez-vous chez l'ostéopathe ! Vous-même pouvez effectuer un petit massage en plaçant le pouce contre l'arrête du nez au niveau du creux de l'œil, puis massez doucement de haut en bas et vice-versa. Vous pouvez réaliser ce geste plusieurs fois dans la journée, avec des mains propres ! En tout cas, ce larmoiement est bénin et finit par se régler naturellement jusqu'à 6 mois parfois.

CHAPITRE 4

LE SOIN...

de la maison

Les produits ménagers que nous utilisons au quotidien peuvent s'avérer toxiques, en plus de ne pas respecter notre planète... Quand bébé commence à ramper au sol ou tout porter à sa bouche, vous vous retrouvez face à un dilemme : le laisser entrer en contact avec des substances chimiques agressives mais qui sentent bon, ou nettoyer toute la maison avec des produits naturels et risquer de laisser passer certains petits germes ou de parfois passer un peu plus de temps à gratter la saleté ? En réalité, produit ménager bio ne rime pas forcément avec perte de temps, d'efficacité et d'argent. Au contraire, vous pourriez même réaliser vos propres produits de nettoyage et faire des économies, en plus d'assainir efficacement votre cocon familial ! Vous trouverez dans ce chapitre les rudiments du ménage bio. Parce que votre bien-être passe également par une organisation agréable de votre espace de vie, vous trouverez aussi quelques astuces pour se faciliter le quotidien.

14 ASTUCES

ménagères naturelles de tata Lucette

1 Le vinaigre blanc : magique ! Il élimine le calcaire, détartre vos robinets, décrasse votre fer à repasser et votre bouilloire, ravive votre argenterie, vos plans de travail dans la cuisine, vos miroirs et vitres... et même après votre shampoing, si vous rincez vos cheveux avec un peu de vinaigre blanc, ils seront plus brillants et il repoussera les poux que vos enfants ramènent de l'école !

2 Le citron : un citron coupé en deux dans le frigidaire éliminera les mauvaises odeurs. Réalisez un mélange avec le jus d'un citron et 2 cuillères à café de sel pour éliminer les taches de rouille ou d'encre ; les badigeonner du mélange avant de passer à la machine. Il nettoie également les joints noircis, laissez donc un peu de jus agir avant de frotter avec une vieille brosse à dents et rincez.

3 L'oignon : vous avez pu voir qu'il est très bénéfique pour la santé de bébé dans le chapitre III. Mais il est aussi excellent de l'utiliser pour le ménage. Justement, tata Lucette qui a des actions dans la culture d'oignons, proclamée reine du bulbe, vous recommande de l'utiliser afin de retirer les traces de rouille en y frottant une moitié d'oignon, côté juteux. De la même façon, vous pouvez frotter du bois attaqué par des vers pour lutter contre l'invasion.

4 La cendre : mélangée à un peu d'eau, vous raviverez ainsi l'éclat de votre argenterie. Mike Horn se brosse carrément les dents avec ce mélange quand il est sur une île loin de toute civilisation.

5 Le jus de cuisson de vos pommes de terre : gardez toujours le jus de cuisson de vos pommes de terre ! Il est gorgé de l'amidon des féculents, qui le pouvoir d'absorber les graisses, germes et autres saletés. Versez-le au sol encore chaud et laissez agir quelques minutes avant de rincer à la serpillière. Vous noterez que votre sol a retrouvé son éclat de jeunesse ! (Désolées, en revanche cette technique ne marche pas sur les rides.) Vous pouvez aussi désoxyder vos bijoux en or ou argent en les faisant tremper dans un bol de jus de cuisson avant de bien les rincer.

6 Le talc : abrasif doux qui peut traiter vos vêtements, chaussures et sac en daim. Saupoudrez l'objet et laissez agir une nuit avant d'épousseter. Saupoudrez sur du vin ou du jus de fruits qui vient de se renverser (pour info, le truc du sel n'est pas efficace !), sur le pipi de chat, ou le pipi au lit du petit dernier. Laissez agir une bonne vingtaine de minutes, le talc absorbera le liquide et vous n'aurez plus qu'à aspirer pour nettoyer. Astuce bonus : votre plancher grince ? Mettez du talc entre les lames de bois et vous en aurez fini avec ce petit bruit stressant quand vous vous rendez aux toilettes la nuit !

7 **Le bicarbonate de soude :** c'est THE ingrédient à toujours avoir dans ses placards ! Il agit un peu comme les smartphones mais dans la vraie vie : il a une application pour tout ! Il rattrape les taches et odeurs persistantes sur votre linge, il fait briller la vaisselle, il décape, il dégraisse, il désinfecte, il absorbe les mauvaises odeurs, etc. Il est utilisé aussi dans la cuisine (facilite la digestion) et pour l'hygiène (dentifrice par exemple).

8 **Le percarbonate de soude :** il libère de l'oxygène actif d'où son pouvoir blanchissant, idéal pour raviver le linge blanc, nettoyer les sols carrelés, les salles de bains, etc.

9 **Les cristaux de soude :** c'est son association à du dioxyde de carbone qui donne le fameux bicarbonate de sodium. Les cristaux sont corrosifs, il est donc recommandé de mettre des gants dédiés au ménage pour se protéger les mains. Il décape, désinfecte, dégraisse.

10 **Le savon noir :** un peu pâteux, 100 % naturel, biodégradable... dilué dans de l'eau il devient un formidable multi-nettoyant. On l'utilise pour les cuirs, sols, parquets, vitres... TOUT ! Il dégraisse, décape, détache et s'utilise même dans le jardinage pour éloigner les bébêtes naturellement.

11 **Le véritable savon de Marseille :** autant bénéfique pour votre peau que pour vos sols ou votre linge... et qu'est-ce qu'il sent bon ! Attention à ne pas en acheter un qui contient de la glycérine ; il doit contenir + de 72 % d'huile d'olive.

12 **L'huile de lin :** nourrit naturellement vos planchers et cuirs tout en les désinfectant. Elle traite et laisse un film protecteur ; vous pouvez donc par exemple nettoyer votre mobilier de jardin avec.

13 **L'alcool ménager :** associé à d'autres substances, il peut désodoriser, dégraisser, retirer les taches de gras sur votre linge, nettoyer l'inox, les vitres, les sols, le lino, les meubles, la salle de bains, le plastique, etc. Il s'évapore vite, il accélère donc le séchage au sol tout en dégageant une bonne odeur de citron. Vous pouvez donc en ajouter un peu à votre eau de serpillière.

14 **La terre de Sommières (ou poudre texienne) :** formidable détachant, absorbant et dégraissant. Pour donner un exemple concret, elle saurait rattraper la trace d'herbe sur le genou d'un pantalon blanc, en la laissant agir quelques minutes sur la tache avant de passer à la machine.

— 5 RECETTES —
pour un ménage bio et efficace

Nettoyant miracle multi-usage aux agrumes

Pour nettoyer salle de bains, four, frigidaire, plan de travail...

Ingrédients

- récipient : flacon avec système à spray (plus de 500 ml)
- 1 cuillère à café de **vinaigre blanc**
- 1 cuillère à soupe de **bicarbonate de soude**
- ½ litre d'**eau**
- 10 gouttes d'**huile essentielle de citron ou d'orange douce** pour sentir tout bon, ou 5 gouttes de chaque

Préparation : versez tous les ingrédients dans le flacon à l'aide d'un entonnoir, secouez, c'est prêt !

Utilisation : secouez avant usage et pschittez où vous voulez en frottant avec un chiffon ou une éponge.

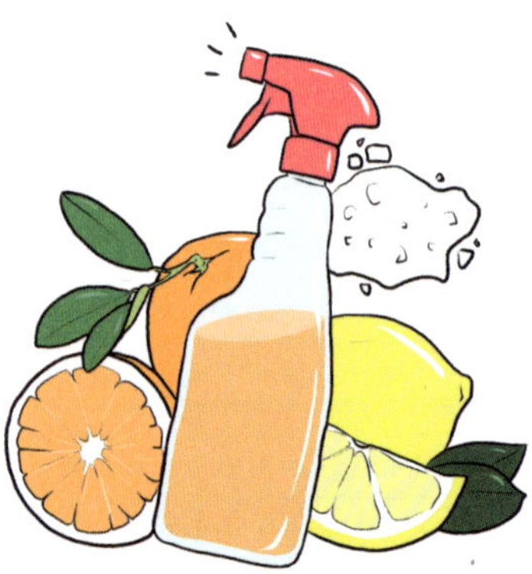

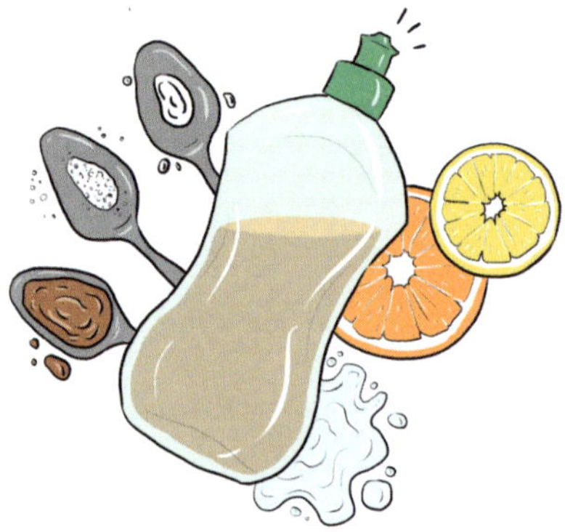

Produit vaisselle à l'ancienne

Pour nettoyer, dégraisser et faire briller la vaisselle.

Ingrédients

- récipient : n'importe quel flacon de récup de minimum 500 ml fera l'affaire
- ½ cuillère à soupe de **vinaigre blanc**
- ½ cuillère à soupe de **bicarbonate de soude**
- 5 cuillères à soupe de **savon noir**
- ½ litre d'**eau**
- 10 gouttes d'**huile essentielle de carotte, citron ou d'orange douce** pour sentir tout bon, ou un peu de chaque

Préparation : versez tous les ingrédients dans le flacon à l'aide d'un entonnoir, secouez, c'est prêt !

Utilisation : secouez avant usage et lavez votre vaisselle. Ne vous attendez pas à retrouver la même texture qu'un produit vaisselle classique, celui-ci sera plus liquide.

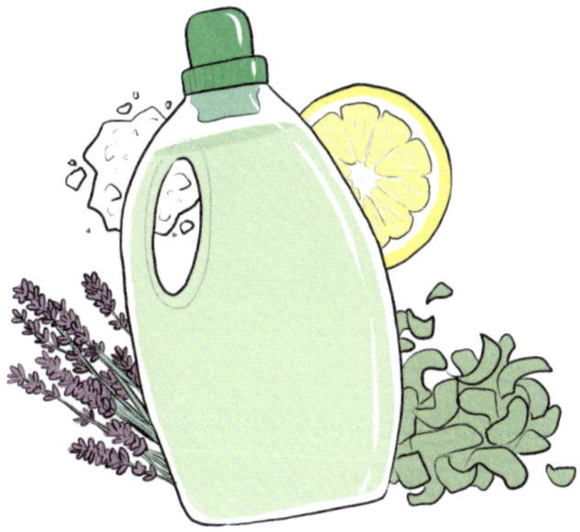

Lessive liquide bio de chez bio !

Pour nettoyer le linge sainement. Vous aurez besoin d'une grosse marmite ou cocotte et d'un bras mixeur.

Ingrédients

- récipient : un ancien bidon de 3 l bien rincé
- 100 g de **véritable savon de Marseille** (SANS glycérine, avec + de 72 % d'huile d'olive), en copeaux si vous en trouvez
- 30 g de **cristaux de soude** (si linge de couleur) ou de **bicarbonate de soude** (si linge blanc)
- 8 cuillères à soupe de **vinaigre blanc** (qui agira comme adoucissant, détachant et entretiendra votre machine en supprimant le calcaire)
- 3 litres d'**eau**
- 10 à 20 gouttes d'**huile essentielle de citron, d'orange douce, de lavande vraie ou de tea tree** pour parfumer à votre convenance

Préparation : prenez une grosse marmite et faites bouillir 2 litres d'eau. Si votre savon est en bloc, râpez-le. Versez les copeaux de savon dans la marmite jusqu'à ce qu'ils soient bien fondus (dites à Obélix, qui se tient à côté de vous qu'il n'aura pas de cette soupe-là) et stoppez la cuisson. Une fois le mélange refroidi, ajoutez le bicarbonate ou les cristaux puis mixez jusqu'à obtenir un liquide homogène. Ajoutez le reste des ingrédients et mélangez. Laissez l'appareil se reposer une nuit. Il est fatigué. Le lendemain, ajoutez un litre d'eau froide et mixez à nouveau. Versez dans le bidon, étiquetez, datez, signez et prenez une photo pour la poster sur vos réseaux sociaux afin de vous la péter grave. Quitte à péter, autant péter bio !

Utilisation : une dose de 120 à 150 ml pour un lavage à 30 °C ou plus si vous le souhaitez. Parfois le mélange se solidifie à cause du savon, secouez avant chaque usage ou remixez le tout.

Dépoussiérant simplissime

Pour dépoussiérer et nettoyer n'importe quelle surface.

Ingrédients

- récipient : flacon 1 l avec bouchon pulvérisateur
- 1 litre d'**eau**
- 1 cuillère à soupe de **savon noir**
- 5 à 10 gouttes d'**huile essentielle de carotte, citron ou d'orange douce**

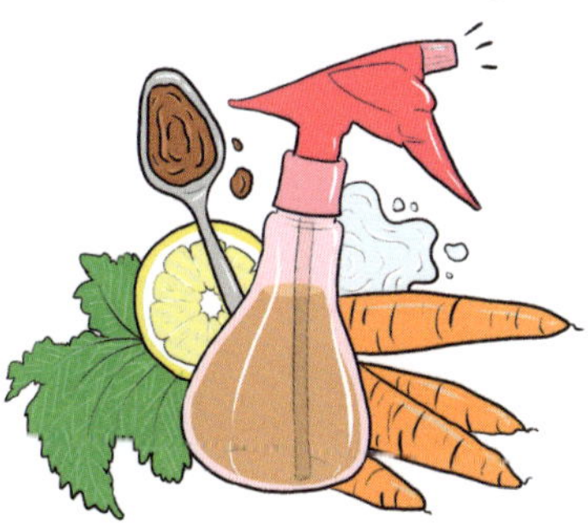

Préparation : versez tous les ingrédients dans le flacon à l'aide d'un entonnoir, secouez, c'est prêt !

Utilisation : secouez avant usage et pulvérisez un coup sur la surface à nettoyer. Frottez doucement avec un chiffon en microfibres dans l'idéal car il retiendra bien la poussière.

Dosettes effervescentes pour le trône

Pour nettoyer, détartrer, désinfecter les pires dégâts qu'on puisse trouver dans une cuvette. Cette recette est plus délicate à réaliser que les précédentes, à cause des réactions que peut avoir un léger surdosage d'eau sur les autres ingrédients. De quoi instaurer du suspense de chimiste digne de Breaking bad *! (mais avec la drogue en moins quand même...)*

Ingrédients

- récipient : prévoyez un flacon pulvérisateur pour la première étape de la recette et des plaques en silicone qui servent à fabriquer des chocolats maison ou des glaçons
- 150 g d'**acide citrique**
- 300 g de **bicarbonate de soude**
- 1 cuillère à café d'**eau plate**
- 30 gouttes d'**huiles essentielles de citron, lavande vraie et tea tree** (30 gouttes de chaque)

Préparation : mettez des gants et couvrez-vous le nez d'un petit foulard ; il n'y a aucune émanation irritante mais les odeurs d'acide citrique et des huiles essentielles sont fortes. Dans le pulvérisateur, versez l'eau et les huiles essentielles puis secouez le tout. Dans un saladier, versez directement l'acide citrique et le bicarbonate puis mélangez-les à l'aide d'une fourchette. Vaporisez doucement dans le saladier et mélangez à chaque « psitt » avec vos mains gantées, petit à petit, jusqu'à obtention d'une texture uniforme de sable mouillé. C'est ici la partie la plus délicate car une pulvérisation d'eau en trop peut tout faire rater. Tassez bien le mélange à l'aide d'une petite cuillère dans les compartiments des plaques en silicone. Laissez sécher et durcir 48 heures puis démoulez-les et stockez-les dans un bocal hermétique ou un ancien pot à confiture, hors de la portée des enfants.

Utilisation : déposez une dosette dans votre cuvette, laissez-la agir un petit quart d'heure, frottez à l'aide d'une brosse à w.-c., admirez votre travail. C'est bon, vous pouvez prendre une photo et la poster sur vos réseaux sociaux pour vous la péter bio encore une fois !

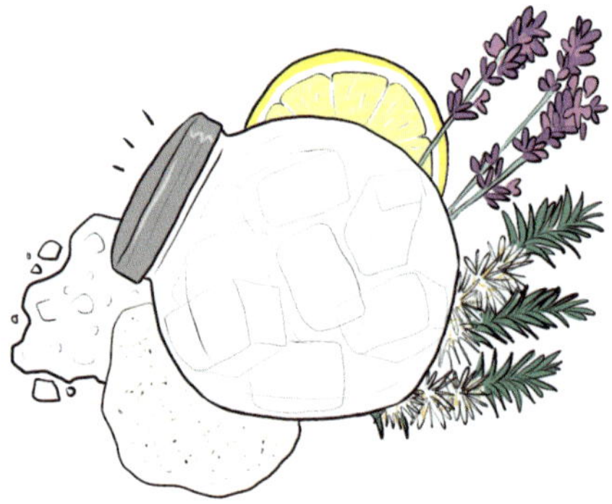

SE FACILITER LA TÂCHE

(ou plutôt LES tâches) au quotidien

• Si vous avez deux enfants ou plus, à l'aide d'un marqueur indélébile, **marquez leur prénom sur leur front** pour ne pas les confondre.

• **Concoctez des marmites de repas** (exemple : marmite sarthoise, bœuf bourguignon...) afin de les congeler dans des barquettes une fois refroidies. N'oubliez pas de dater et nommer vos stocks. Vous vous remercierez vous-même mentalement lorsqu'un dimanche soir férié à 20 heures, vous n'aurez que ça à manger dans vos réserves, que ça vous sauvera la vie et qu'en plus ce sera délicieux !

• Vos enfants ne sont plus des bébés ? Ils le scandent, ils le martèlent ? Tant mieux, il est donc temps de **les mettre à contribution pour le ménage !** Comme on dit, « l'union fait la force »... ou « l'esclavagisme fait la richesse ».

• **Désencombrez votre intérieur.** Moins vous aurez d'objets et autres encombrants (comme tata Lucette, un mari, une belle-mère...), moins vous aurez de ménage à faire.

• Vous ne savez jamais quel jouet appartient à quel enfant dans la maison ? Une astuce : **prenez-les en photo** avec lors de l'acquisition.

• En parlant de jouets, une astuce pour **désinfecter tous les jouets en plastique d'une traite : le lave-vaisselle !** Vous pouvez créer votre poudre de lavage vous-même : 1/3 de cristaux de soude, 1/3 de bicarbonate de soude, 1/3 de poudre à lave-vaisselle écologique à pilonner ensemble dans un bocal hermétique. Pour un lavage, une grosse cuillerée à soupe ou un peu plus selon la capacité du lave-vaisselle suffira. Ajoutez du vinaigre blanc pour agir en liquide de rinçage et décalcarisant. Vous pouvez utiliser ces produits pour vos lavages quotidiens également.

• Dans l'entrée, **une patère par membre de la famille.** Les plus petits ont des patères à leur hauteur. Pour les différencier, affichez leur prénom puis accrochez leur bonnet, manteau, parapluie, etc.

— LES PLANTES INTELLIGENTES —

qui peuvent nous rendre de grands services

Une information qui va peut-être changer vos étés : certaines plantes tiennent les insectes à l'écart de chez vous ! Bébé arrêtera peut-être ainsi de gober les mouches en explorant la maison...

• **Le géranium**, roi des balcons ! Le pélargonium, pour être exact. Il fleurit d'avril à octobre, avec des couleurs vives. Il se plante en jardinière, souvent aux rebords de fenêtres et balcons des mémés et de tata Lucette, mais pas seulement pour une raison esthétique : il éloigne les insectes volants et à ces places stratégiques on les empêche d'entrer dans la maison.

• **Le basilic, la menthe, la lavande et la ciboulette** ont le même effet, donc en plus de pouvoir agrémenter vos plats, ils barreront le passage aux mouches ! Se récoltent de mai à octobre. **Le thym** également, qui repousse en plus les limaces.

• **La citronnelle** est bien connue pour éloigner les moustiques. Vous pouvez aussi disposer vos plants sur le rebord des fenêtres de manière stratégique et les déplacer sur la table lorsque vous dînez dehors les soirs d'été. Elle se plante comme se récolte de mai à septembre.

D'autres plantes ont le pouvoir de purifier et dépolluer l'air qui circule dans la maison ou d'absorber les ondes. On nomme ce phénomène **la bioépuration**. Quelques plantes stars dépolluantes :

• **L'aloe vera** est une plante aux vertus médicinales naturelles immenses. Cultivez-en dans votre maison, en pot, vous trouverez toujours quoi faire avec...

• **Le crassula,** petite plante grasse et ronde, a le pouvoir d'absorber les ondes électromagnétiques ! Placez-la donc à côté d'un ordinateur ou boîtier WiFi. Elle élimine également l'ammoniac et demande très peu d'eau (laissez toujours le terreau sec en surface).

• **La fougère de Boston,** la Madonna des plantes bioépurantes ! Elle absorbe chaque jour une grande quantité de xylène et de formaldéhyde. De plus, la vaporiser régulièrement contribue à conserver un bon taux d'humidité dans les pièces surchauffées. En effet, d'origine tropicale, elle exige une humidité constante. Elle serait parfaitement heureuse dans la salle de bains. Sinon, donnez-lui une douche chaque mois !

• **Le ficus,** qui se plaît parfaitement en pleine lumière, absorbe principalement le formaldéhyde, le xylène et l'ammoniac présents dans les détergents. Il est donc idéal pour se charger de la fumée de cigarette, des désodorisants, des émanations de la peinture ou du vernis.

• **L'aréca,** très courant et décoratif, a les mêmes propriétés que le ficus. Il se place également dans des endroits ensoleillés où il se gorgera de lumière.

• **Le spathiphyllum,** plante d'intérieur idéale car très décorative et facile à entretenir. Sa capacité d'absorption des produits chimiques toxiques est étonnante et très réputée dans le monde de la bioépuration.

• À l'extérieur, considéré comme une mauvaise herbe injustement, **le plantain** est génial ! Frottez l'une de ses feuilles sur une piqûre ou irritation, vous serez immédiatement soulagé. Alors laissez-le vivre sa life !

Avec tout ça, vous avez de quoi tenir les bébêtes à l'écart de la maison, purifier l'air ambiant et créer une véritable forêt vierge dans votre intérieur ! On n'a néanmoins pas encore trouvé de plante qui fait aussi le ménage, la cuisine et qui vous sert un apéro bien mérité.

BON POUR

une aprèm'
Confection
de produits bio
maison

***

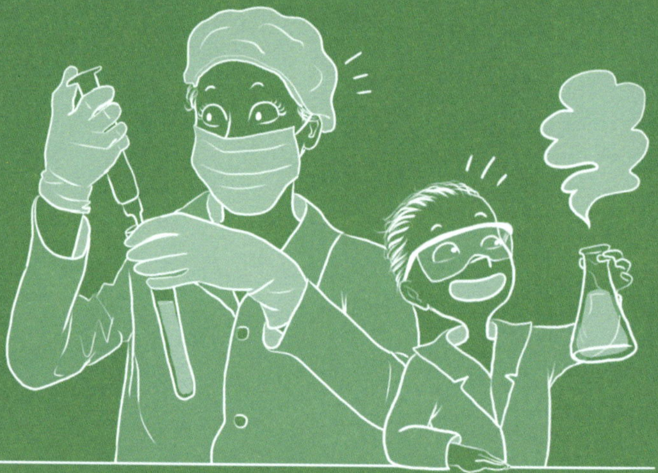

* Valable avec une copine ou les grands-frères et sœurs qui seraient ravis de faire des potions magiques

— DU BIO —

pour que les bébêtes ne nous envahissent pas

Être l'ami des insectes fait partie de la panoplie du parent bio parfait... malgré tout, leur vue vous inspire un tel sentiment d'horreur et de dégoût profond que vous ne pouvez vraiment pas vous y adapter. Les écrabouiller, c'est mal, c'est péché, sermonnerait le parent bio parfait. Alors que faire si vous ne souhaitez tout de même pas cohabiter avec ? Ou pour les empêcher de dévorer vos cultures avant que vous ayez pu y goûter ? Il existe heureusement des astuces bio et respectueuses du jardin et de la maison.

Des fourmis vous envahissent ? Aspergez du vinaigre blanc au pied des portes et aux rebords des fenêtres. Vous venez de laver la maison avec un seau d'eau chaude mélangée à du savon noir ? Recyclez l'eau sale et videz-la à l'extérieur, par où les fourmis arrivent, c'est radical ! Le savon noir liquide est connu pour être un insecticide naturel biodégradable, il peut vous débarrasser des pucerons, araignées rouges, thrips, fourmis... Vous pouvez d'ailleurs réaliser un insecticide maison à base de 5 cuillères à soupe de savon liquide dilué dans 1 litre d'eau chaude. Lorsqu'il a refroidi, pulvérisez-le sur les plantes envahies et sur l'envers des feuilles. Une à deux fois suffisent pour traiter les indésirables.

C'est l'automne et **les araignées** cherchent à s'abriter chez vous, dans la chaleur de votre petit nid douillet... qui n'est plus du tout douillet si les araignées s'y installent ! Vous pouvez ramasser des marrons, en couper en deux et les disposer dans chaque coin de pièce, sur les rebords des fenêtres et aux pieds des portes menant à l'extérieur. Évidemment c'est une mauvaise idée si votre bébé commence à explorer la maison et porte tout ce qu'il trouve à la bouche. Quelques gouttes d'huile essentielle de lavande vraie ou des pulvérisations de vinaigre blanc agissent en répulsif dans les endroits stratégiques.

Des limaces entrent dans votre domicile ou tentent de grignoter vos salades dans le potager ? Disposez des branches épineuses autour de vos plants ! Les limaces sont un peu alcooliques et adorent la bière : disposez des soucoupes de bière qui les attireront dans des endroits qui craignent moins le squat de gastéropodes. Si vous vous faites du vrai café le matin, récupérez le marc pour le disposer autour des plants, il agira en répulsif et a l'avantage d'être un excellent engrais naturel.

SMS DE MAMAN-BIO À PAPA-BIO

Doudou, rentre tout de suite !

Je peux pas je suis en pleine réunion ! Qu'est-ce qu'il y a ?

Je suis prise en otage.

QUOI ?! J'appelle la police ! Tu es où ?

Dans la buanderie. Pas la police, il me faut toi pour l'écraser.

T'es prise en otage par qui en fait ?!

Elle est armée jusqu'aux dents (qui sont très grandes et pointues, d'au moins 3 cm).

J'ai l'impression que tu me fais une blague.

Ah non je suis très sérieuse ! Bon, OK c'est une araignée, mais je te jure que je suis vraiment coincée, elle bloque le passage et je suis terrifiée, viens me sauver par pitiééé !

Ooh ma pauvre Doudoune, j'arrive au plus vite ! <3

— PRENDRE SOIN NATURELLEMENT —
des animaux domestiques

Si vous avez des ~~enfants~~ animaux domestiques, vous avez donc des poils à nettoyer constamment, des puces et autres parasites à traiter, des urines accidentelles, des tiques à retirer (beurk) ou d'autres joies que nous procurent nos chères boules de poils. Si on compte que cela s'ajoute à toutes les joyeusetés que vous offre votre bébé, ça fait beaucoup ! Il existe aussi dans ce domaine des alternatives aux produits toxiques.

Partie du corps	Produits ou méthodes
Poils sur les vêtements	• Rouleaux adhésifs anti-poils. • Prenez un gant de ménage en latex et retournez-le. Frottez le côté interne sur vos vêtements et jetez la touffe de poils récoltée à la poubelle. • Il existe une version améliorée du gant retourné : le gant ou la brosse électrostatique. • L'aspirateur avec un embout en petite brosse. • Un gant humide.
Poils sur les canapés, lits, tapis…	• L'aspirateur avec un embout en petite brosse. • Les balais ou brosses électrostatiques. • Un gant humide.
Traiter les puces des chiens	• Une goutte d'huile essentielle de lavande vraie sur la brosse du chien et passez-la dans les poils : répulsif à puces parfait ! • Prenez un vieux bandana. Préparez un mélange d'un verre d'eau, 3 cuillères à soupe de vinaigre blanc et de 3 à 5 gouttes d'huile essentielle de lavande vraie, citron, eucalyptus radié ou cèdre. À l'aide d'une pipette prélevez 10 gouttes de ce mélange et appliquez-les dans le bandana préalablement enroulé, frottez les tissus entre eux et attachez le foulard à son collier. Déposez 1 à 2 gouttes sur l'arrière-train du chien. Peignez l'animal dans les jours qui suivent. • Fabriquez une lotion en faisant bouillir une petite casserole d'eau avec 2 citrons tranchés et 3 gouttes d'huile essentielle de citron. Faites macérer toute une nuit puis pulvérisez l'arrière-train du chien à chaque sortie. Vous pouvez le laver en ajoutant cette lotion à un shampoing doux et laissez poser quelques minutes avant de rincer et terminez par du vinaigre blanc (qui fera en plus briller les poils !)

Partie du corps	Produits ou méthodes
Traiter les puces des chats	• S'il se laisse faire, utilisez la lotion au citron du chien en spray (recette ci-dessus) et pulvérisez sur le poil près des oreilles. • Réalisez un mélange avec 50 % d'eau et 50 % de vinaigre de cidre. Les chats n'apprécient guère les gouttes sur le poil donc mettez-en plutôt sur une brosse et passez-la dans son poil surtout dans la nuque. • Prenez un vieux bandana. Préparez avec 1 cuillère à café de vodka (oui, oui !), 1 cuillère à café de vinaigre blanc, et 1 goutte d'huile essentielle de géranium. À l'aide d'une pipette prélevez 10 gouttes de ce mélange et appliquez-les dans le bandana préalablement enroulé, frottez les tissus entre eux et attachez le foulard à son collier. Déposez 1 à 2 gouttes sur l'arrière-train du chat. Peignez l'animal dans les jours qui suivent.
Saletés de tiques	• Tout comme pour les humains, utilisez un tire-tique pour retirer la bestiole comme il faut. Ne mettez aucun produit au risque de l'agresser et de lui faire lâcher son vomito plein de bactéries. • En prévention, mettez une goutte d'huile essentielle de tea tree sur l'arrière-train du chien.
Nettoyer de l'urine de chat	• S'il a pissé sur du textile (canapé, tapis...) : 1°) C'est un vicieux 2°) Vous pouvez utiliser de l'eau gazeuse pour nettoyer les taches car elle va faire remonter l'urine et vous n'aurez plus qu'à l'absorber avec de l'essuie-tout ou une éponge. • Autre solution sur du textile : saupoudrez de bicarbonate de soude et laissez imbiber l'urine. Aspirez (changez de sac assez vite sinon votre aspirateur va hériter du parfum « Pipi n° 5 ») puis nettoyez avec un produit naturel. • Rien de tel que ce mélange dans un flacon pulvérisateur : 3 gouttes de tea tree ou de citron, 350 ml d'eau, 9 cuillères à soupe de vinaigre blanc et 1 cuillère à soupe de bicarbonate de soude. Une petite réaction chimique va se faire, rebouchez ensuite et vous pouvez pulveriser sur la flaque d'urine et nettoyer.
Empêcher le chat d'uriner à un endroit qu'il adore arroser	• Du papier aluminium ! Placez-en sur les lieux de récidive, le chat a horreur du contact et du bruit de la feuille d'aluminium. • Broyez du poivre noir sur la zone du crime. • Le prendre en flag' ! Si vous le voyez faire, alpaguez-le et mettez-lui des menottes ! • Dans un flacon pulvérisateur, mélangez 500 ml d'eau, 5 gouttes d'huile essentielle de citron et 10 gouttes d'huile essentielle d'eucalyptus radié. Aspergez dans les endroits défendus. • Dans un saladier, versez 2 verres d'eau bouillante, 2 cuillères à café de romarin, 2 cuillères à café de lavande séchée, 2 cuillères à café de cannelle. Laissez macérer toute une nuit puis passez au chinois pour filtrer l'infusion. Ajoutez un demi-verre de vinaigre blanc et 10 gouttes d'huile essentielle d'orange douce. Transvasez dans un flacon pulvérisateur. • Mettez un panneau « Interdit d'uriner ici » avec le texte de loi « Sous peine de ne plus avoir droit au jus du thon en boîte, ni d'avoir le droit de cododoter avec papa et maman ». • Si rien ne marche, suppliez-le...

10 TRUCS

pour survivre aux bêtises

En réalité, TOUT est à nettoyer ou réparer quand on a des enfants ! Il y a tout de même quelques bêtises bien spécifiques aux petits... et l'astuce de tata Lucette adéquate pour sauver la mise !

• **Pâte à modeler dans du textile :** grattez pour dégrossir, déposez 2 feuilles d'essuie-tout sur l'endroit du crime commis puis passez le fer à repasser. La feuille va absorber la tache. Si du gras persiste, frottez avec du vrai savon de Marseille et de la terre de Sommières. Vous pouvez aussi tamponner la zone à partir d'un mélange d'1 tasse d'eau chaude et d'1 cuillère à soupe de cristaux de soude.

• **Chewing-gum sur un vêtement :** posez du papier cuisson ou de l'essuie-tout sur le chewing-gum et passez le fer à repasser dessus. L'intrus va se coller à cette nouvelle surface. À l'inverse, le froid peut être autant efficace, en plaçant le vêtement au congélateur puis en grattant. Versez du vinaigre blanc chaud pour dissoudre le chewing-gum et essuyez. Vous pouvez tamponner avec le mélange de cristaux de soude (cf. Pâte à modeler).

• **Chewing-gum dans les cheveux :** dissolvez le chewing-gum et passez le peigne fin (style peigne à poux). En dissolvant naturel vous aurez le bicarbonate de soude avec un peu d'eau, le vinaigre blanc (tiédi pour être plus efficace), l'huile essentielle d'eucalyptus radié, le jus de citron... ou bien même de la mayonnaise ! Si rien de tout cela n'a fonctionné, au pire des cas coupez la mèche... ou tous les cheveux. Voyez le positif, c'est l'occasion de changer de coupe !

• **Tache de fruit rouge sur un t-shirt blanc (forcément !) :** le percarbonate de soude est idéal pour rattraper un linge blanc taché. Sinon vous pouvez frotter de la terre de Sommières sur la tache et laisser agir quelques minutes avant de passer à la machine.

• **Tache d'herbe sur un vêtement, pas forcément blanc :** même solution que précédemment. Pour décupler les pouvoirs détachants de la terre de Sommières, mélangez-la à du vrai savon de Marseille, avec + de 72 % d'huile d'olive. Il existe même du savon de Marseille véritable déjà imprégné de terre de Sommières... le nec plus ultra !

• **Marqueur (forcément indélébile) sur le mur :** réalisez un mélange avec le jus d'un citron et 2 cuillères à café de sel et pour éliminer les taches de rouille ou d'encre badigeonnez-les de ce mélange avant de passer à la machine. Sinon vous pouvez tamponner la tache avec un coton imbibé d'alcool ménager. Si rien de tout cela n'a fonctionné, accrochez un joli tableau par-dessus, c'est plus simple que nettoyer.

• **Bougie d'anniversaire qui a coulé sur la jolie robe :** saupoudrez de talc, placez deux à trois couches d'essuie-tout sur la tache puis passez le fer à repasser sur le tout. Recommencez jusqu'à la disparition totale de la tache. Si une auréole de gras persiste, tamponnez-la avec le mélange eau et cristaux de soude (cf. tache de pâte à modeler). Si rien n'y fait, vous pouvez coudre une jolie décoration dessus pour cacher la misère !

• **Pipi au lit :** rachetez un matelas ! Ou bien saupoudrez de bicarbonate de soude, laissez imbiber l'urine trois bonnes heures, aspirez (changez le sac d'aspirateur dans les jours qui viennent sous peine de conserver une odeur d'urine), puis nettoyez avec un mélange maison. Dans un flacon pulvérisateur : 3 gouttes de tea tree ou de citron, 350 ml d'eau, 5 cuillères à soupe de vinaigre blanc et 1 cuillère à soupe de bicarbonate de soude. Une petite réaction chimique va se faire, rebouchez ensuite et vous pouvez pulvériser la tache et nettoyer.

• **Téléphone dans les toilettes :** rachetez un téléphone... quand votre enfant sera plus grand, vous pourrez lui expliquer ce que « déshériter » signifie. Une fois que vous aurez un nouveau téléphone, pensez à sauvegarder toutes vos photos et vidéos sur un espace cloud.

• **Vomi dans la voiture :** vous pouvez utiliser de l'eau gazeuse pour nettoyer les taches car elle va faire remonter le vomito et vous n'aurez plus qu'à l'absorber avec de l'essuie-tout. Lorsque le siège sera sec, saupoudrez-le de bicarbonate de soude, faites-le pénétrer avec la main puis laissez agir au moins trois heures avant de passer l'aspirateur. Vaporisez ensuite avec un mélange désinfectant composé d'une tasse d'eau chaude, d'1 cuillère à soupe de bicarbonate de soude, d'1 cuillère à café de vinaigre blanc, d'1 cuillère à café de jus de citron et de 3 gouttes d'huile essentielle de citron ou de tea tree. Inutile de rincer, laissez agir. Si rien de tout cela n'a fonctionné et que des remugles de vomito vous prennent la gorge d'assaut chaque fois que vous entrez dans votre véhicule, rachetez une voiture !

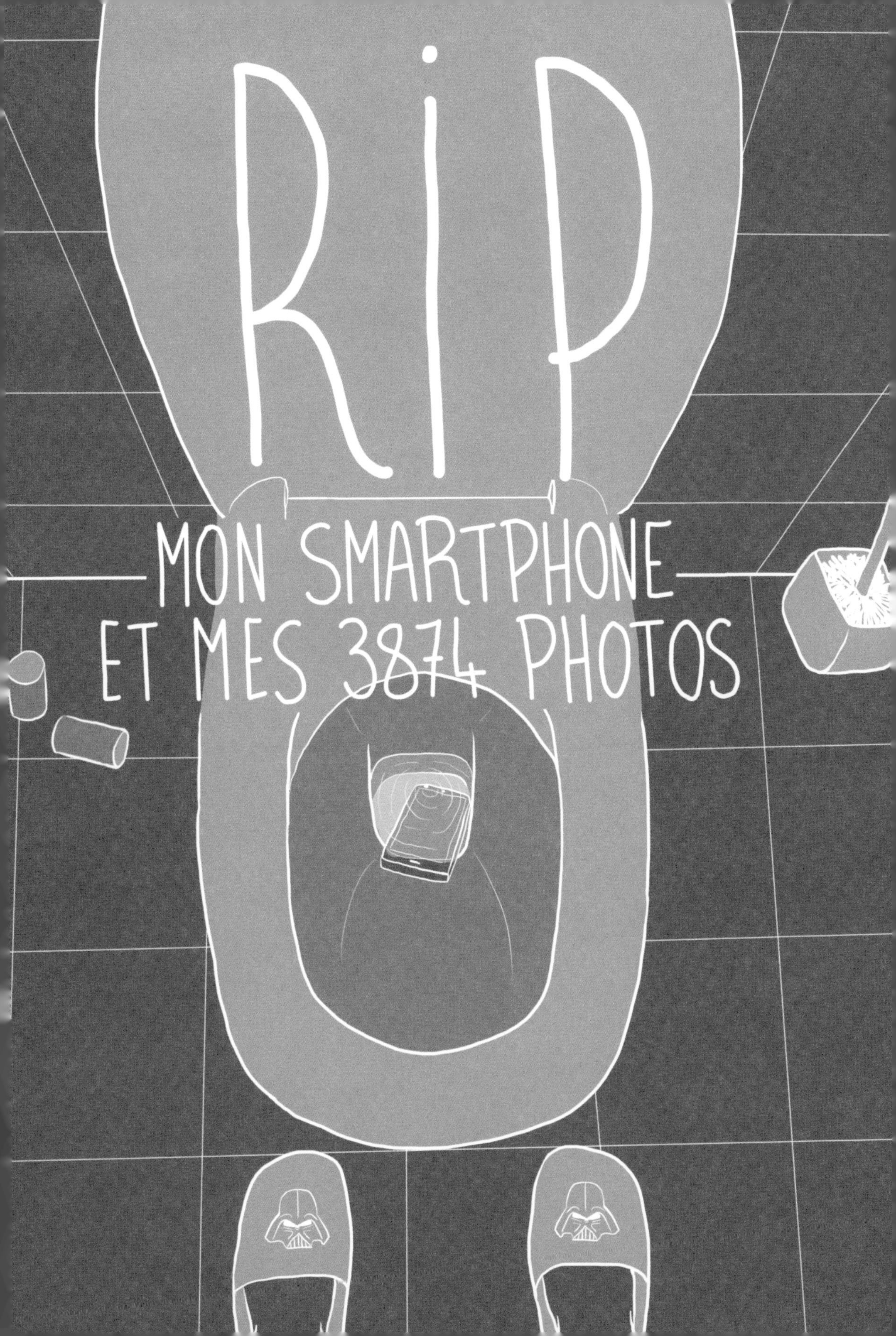
RIP
MON SMARTPHONE
ET MES 3874 PHOTOS

CHAPITRE 5

ALIMENTER UN BÉBÉ BIO

Alimenter un bébé avant l'introduction des solides (autrement dit la diversification) divise les parents en plusieurs « camps » : allaitement exclusif, tire-allaitement, allaitement mixte, biberons de laits infantiles d'origine animale ou végétale. On ne sait plus vraiment à quel sein se vouer – admirez le jeu de mot au passage, merci – et les discours du pédiatre, de tata Lucette, des sages-femmes, de votre meilleure amie et tout le toutim diffèrent tous les uns des autres ! Or, il n'y a qu'une seule vérité vraie à retenir face à ces choix : vous êtes les parents, vous sentez et savez ce qui est bon pour votre enfant. Documentez-vous et croisez les informations, vous finirez par savoir par vous-mêmes ce qui convient à votre tout-petit, selon votre rythme de vie. Pour vous faciliter les choses, nous vous avons déblayé le terrain, ainsi vous pourrez peut-être trouver les réponses à vos questions dans ce chapitre.

19 VÉRITÉS VRAIES
sur le lait maternel

On entend tout et son contraire à propos du lait maternel. Et puis, il y a les mauvais conseils, les idées reçues qui induisent en erreur et les vieux mythes agaçants qui ne s'appuient sur aucune étude médicale ou scientifique. Alors tordez le cou aux remarques nuisibles de tata Lucette (pas à tata Lucette directement) et fiez-vous à votre instinct maternel et paternel ainsi qu'aux études sérieuses sur le sujet !

1 Le lait maternel est plus approprié pour l'organisme d'un bébé que le lait infantile. Par ailleurs, le lait qui s'en rapproche le plus au niveau de sa composition est le lait de jument ou d'ânesse – qui sont monogastriques comme la femme – et non de vache.

2 C'est une source intarissable ! Si l'allaitement est bien mené, que l'on met fréquemment bébé au sein pour stimuler la lactation, qu'on ne parasite pas la montée de lait avec des biberons, il n'y a aucune raison pour que vous n'ayez pas (ou pas assez) de lait. C'est impossible, sauf si vous avez eu une réduction mammaire au cours de laquelle les canaux lactifères auraient été touchés, ou autre truc rarissime et improbable. Alors détendez-vous, ne vous créez pas de stress inutile, dites-vous que vous produisez tout ce qu'il faut pour votre enfant.

3 Bonne nouvelle : on peut manger de tout ! Si bébé a du reflux et des coliques, limitez juste le chou, le café, les bonbons et épices les premiers mois... Ça ne vous fera pas de mal non plus !

4 Plus on donne le sein souvent, plus on stimule la lactation. C'est la loi de l'offre et de la demande, pour bien démarrer un allaitement.

5 Allaitez à la demande, en insistant sur un sein plus que l'autre, car pendant les premières minutes de tétée, le lait est plus aqueux, hydratant et sucré, et qu'ensuite seulement arrive le lait gras, plus riche et nourrissant, mais aussi plus digeste et qui demande plus d'efforts à bébé. C'est souvent à la suite qu'il s'endort, repu, ivre de lait, la bouche ouverte avec la goutte qui coule à la commissure des lèvres ! Si vous ne donnez que quelques minutes de chaque sein, bébé bénéficiera moins du lait nourrissant et surtout de l'eau sucrée.

6 Même si on ne donne qu'un sein lors d'une tétée, cela stimule la lactation dans l'autre et il fabriquera tout de même du lait. Un sein ne met que quelques minutes à se régénérer.

7 À la maternité, refusez absolument les « compléments de lait » qu'on vous propose ! Cela pourrait mener à une confusion « sein/tétine », car le biberon demande moins d'efforts de succion au bébé, qui préférera la solution de facilité et refusera par la suite le sein de sa mère... Vous aurez peut-être l'impression qu'il a faim et que votre lait « ne suffit pas ». Mais non, un nouveau-né a tout simplement un fort besoin de succion et de rester au sein de sa mère, dans sa chaleur et son odeur, au gré de sa respiration. Mettez de côté les temps impartis qu'on vous impose – laissez tomber le truc du sein seulement toutes les X heures, XX minutes chaque sein – et allaitez autant que le bébé le demande, en alternant chaque sein, afin de stimuler et drainer un maximum les glandes mammaires et d'avoir la fameuse montée de lait. À la tétée suivante, reprenez la tétée au dernier sein donné. Dès que la lactation sera installée, ça ira beaucoup mieux, bébé sera plus « calé » en fin de tétée et elles s'espaceront.

8 Avant la montée de lait, vous fabriquez du colostrum. Certainement le meilleur antibiotique naturel au monde ! Un peu jaune et transparent, il contient les anticorps qui protégeront bébé durant ses premiers mois de vie.

9 Un bébé a un besoin intense de succion jusqu'à 6-7 mois, période à laquelle on commence la diversification et où il aura reçu tous les bienfaits du lait qui a évolué avec lui (de plus en plus épais et riche avec le temps) mais il va garder le besoin de boire matin et soir (voire la nuit) donc on peut continuer l'allaitement. Pour compléter l'apport de lait maternel, vous pourrez ajouter des huiles alimentaires spéciales bébé à ses petits pots.

10 L'allaitement « mixte » (alterner biberons de lait infantile et allaitement) est une triple prise de risque : risque de confusion sein/tétine, risque de mauvaise digestion causée par le changement de lait et risque de non-stimuli de la lactation... il est plutôt difficile à mettre en place, alors les parents qui arrivent à relever un tel défi méritent une médaille d'or ! Pour continuer à stimuler la lactation et éviter les différences de lait dans la digestion de bébé, vous pouvez tirer votre lait. Afin d'éviter la confusion sein/tétine, lorsque vous n'allaitez pas, vous pouvez donner votre lait tiré à la cuillère lorsqu'il est nouveau-né, puis à la tasse à bec plus tard. Vous deviendrez alors un parent tire-allaitant !

11 Si vous avez la sensation que vos seins dégonflent, sont mous, que vous avez moins de lait, c'est très trompeur et il n'y a aucune raison de s'inquiéter ! Au bout de quelques mois, la tension des seins diminue, le lait s'enrichit et change de consistance. Il est possible que vous aimiez ces obus bien tendus et durs, mais il va falloir se faire à une poitrine plus modeste ! Rassurez-vous, c'est au contraire que la lactation est très bien mise en place et que tout roule !

12 Les selles d'un bébé allaité sont vertes à la naissance (le méconium) puis jaunes, orange et granuleuses. Les premières semaines il est possible que bébé reste plusieurs jours sans faire caca.

Ne vous inquiétez pas, ça ne saurait tarder... Si, à quelques mois, elles sont un peu vertes, c'est que bébé boit trop sucré, essayez de ne donner qu'un seul sein par tétée pour qu'il aille jusqu'au bout du lait gras, le temps que ses selles redeviennent normales. Des selles anormales seraient plutôt jaune pâle, beiges, blanc mastic et dans ces cas consultez aussitôt un médecin ou un pédiatre.

13 **Le RGO (reflux gastro-œsophagien)** est possible sous allaitement, même s'il est peu fréquent (Solutions des revers de l'allaitement p. 99).

14 **Il existe des pics de croissance** à trois, six, neuf jours, puis trois, six, neuf semaines et enfin trois, six, neuf mois. Durant ces pics, le bébé réclame beaucoup plus le sein, la maman a l'impression de ne plus avoir assez de lait et peu de répit. Mais il ne faut pas douter, pendant qu'un sein est allaité, l'autre est stimulé aussi et se remplit. Cela passe généralement au bout d'un jour ou deux, voire parfois un peu plus.

15 **L'allaitement ne fait pas « mal ».** Si les tétons peuvent avoir des crevasses, c'est que bébé a une mauvaise position pour téter : il faut qu'il cache tout le mamelon quand il tète. (Voir le bonpour la bonne position de succion.) L'allaitement ne fait pas mal mais il peut y avoir des complications parfois (infection, mycose... voir p. 99 le tableau des revers de l'allaitement).

16 **Il faut environ 30 minutes à un bébé pour digérer le lait maternel** et environ 3 heures pour du lait infantile. Cela explique que les bébés biberonnés sont plus « calés » que les allaités, mais aussi qu'ils digèrent plus difficilement. Il existe des laits maternisés plus digestes que d'autres dans ce cas.

17 **L'allaitement fait mincir plus vite** car il fait dépenser à une mère 500 kilocalories par jour !

18 **L'allaitement est autorisé en public...** bien que certains se disent choqués par la vision d'une femme qui nourrit naturellement son enfant. Alors que dans les rues des panneaux publicitaires de femmes en lingerie et poses suggestives fleurissent et que les clips de chansons qui passent à la télévision arborent des femmes dénudées qui secouent leur popotin avec un petit bout de tissu pour pseudo-camoufler leur nénette. Mais non, le plus choquant de tout cela dans l'esprit de certains, c'est la femme qui ose donner le sein à son bébé, à une terrasse de café.

19 **Si vous avez vécu un allaitement difficile,** qui a finalement échoué, sachez que ce n'est pas votre faute. Les mauvais conseils, le manque d'informations ou de soutien, la fatigue, les hormones... tout cela peut avoir joué contre vous. Cela n'enlève rien à votre qualité de maman... De même si vous optez pour du lait maternisé ! L'allaitement c'est une bonne chose mais si vous biberonnez cela n'empêchera pas votre enfant de vivre, de grandir et de s'épanouir !

BON POUR

la bonne position de succion lors de la tétée, en prévention des crevasses

***

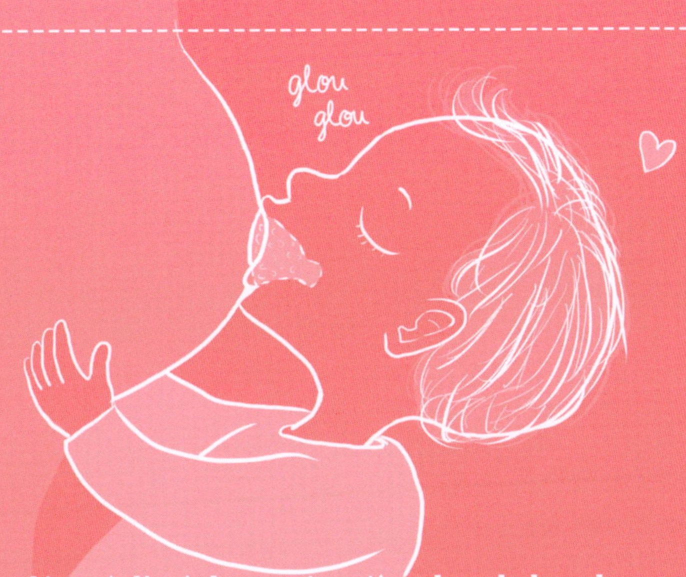

* Le bébé doit avoir le nez dégagé, l'aréole quasi entière dans la bouche, la langue en gouttière sous le mamelon, les lèvres retroussées, le menton contre le sein, la tête un peu en arrière… et vous échapperez aux crevasses !

11 AVANTAGES
à l'allaitement

De nombreuses études ont montré que le massage jouait un rôle significatif favorisant la croissance et un développement sain des nourrissons. Le contact en peau à peau est non seulement un moment de détente et de complicité, mais il soulage également plusieurs maux comme les coliques, les poussées dentaires, la constipation...

- Vous faites des économies !

- Le lait est toujours à portée de main. Ou plutôt de téton. Il est toujours à la bonne température (37 °C) et ne nécessite aucune préparation.

- Il est adapté à l'organisme du bébé avec tous les apports et anticorps nécessaires.

- Il est plus digeste que le lait maternisé (30 minutes contre 3 heures de digestion environ).

- Il est comme une continuité de la fusion mère/enfant après la grossesse.

- C'est un moment de tendresse privilégié.

- Allaiter favorise la remise en place de l'utérus.

- Il rend les seins plus gros :)

- Bébé goûte à tout ce que vous ingérez, ce qui prévient des allergies.

- Grâce au colostrum, bébé sera protégé des microbes les premiers mois.

- Téter demande plus d'efforts dans la mâchoire, ce qui prévient des otites et facilite la digestion.

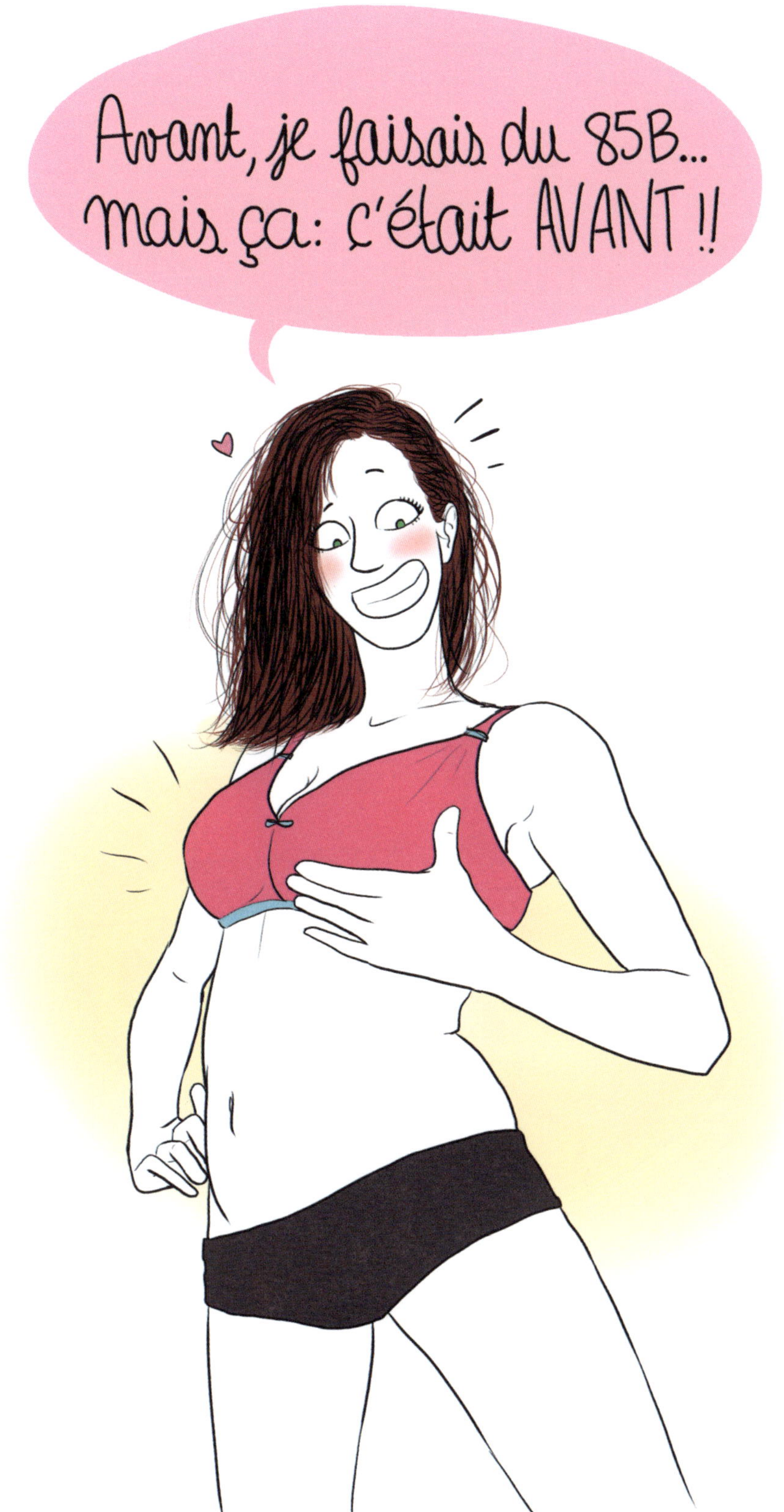
Avant, je faisais du 85B... mais ça : c'était AVANT !!

Les accessoires pour allaiter en paix

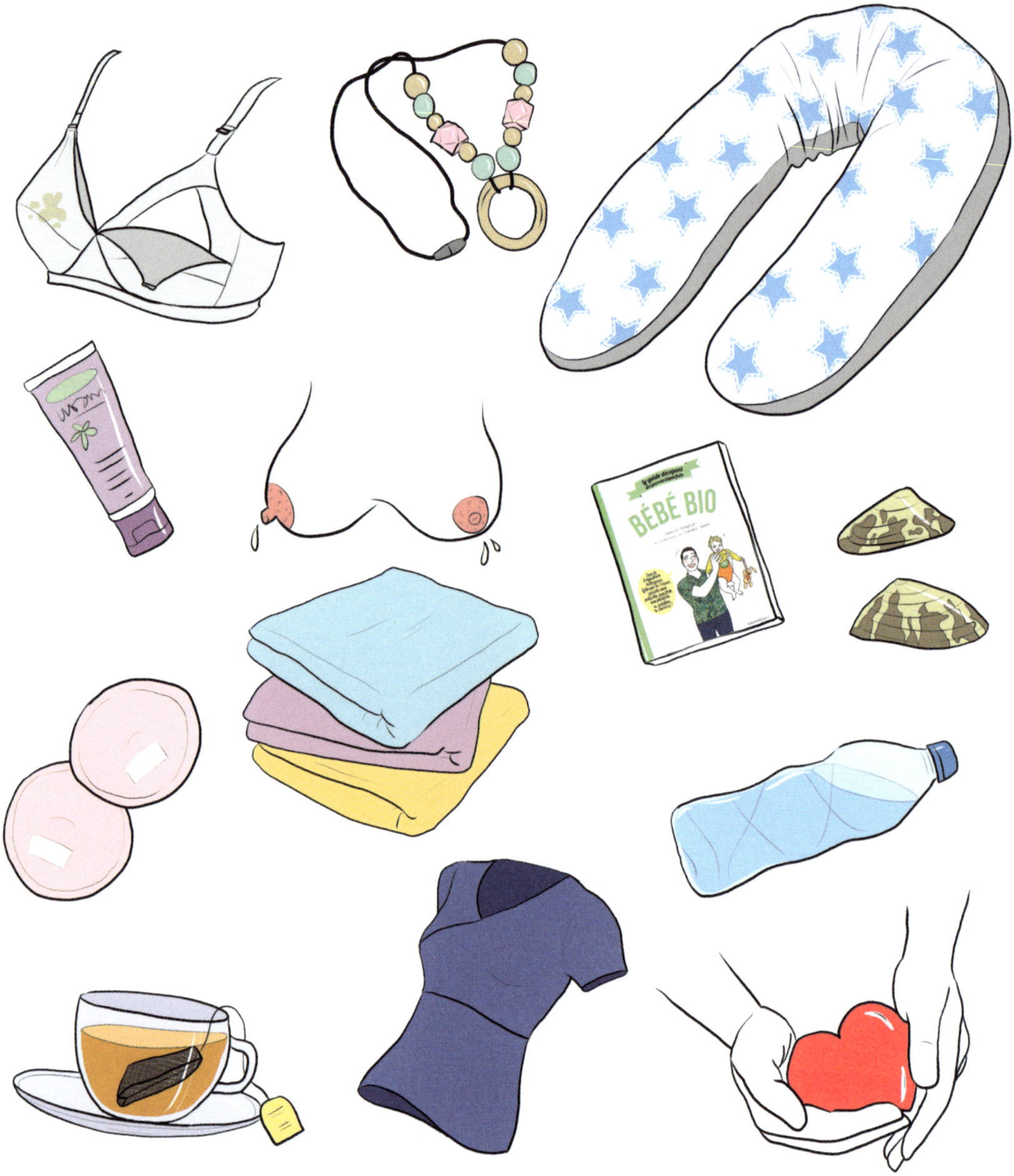

Soutien-gorge d'allaitement, toujours tâché et pas du tout glamour / Collier d'allaitement (il évite les griffures et sert aussi à occuper le bébé lors de l'installation en portage / Coussin d'allaitement / Crème à tétons réparatrice de crevasses / Seins (la base, quand même !) / Super guide « Votre bébé bio » (quand même la base aussi !) / Coquillages d'allaitement / Coussinets lavables ou coussinets jetables bio / Lange pour les régurgitations / Bouteille d'eau car les tétées donnent souvent soif (surtout au début) / Tisane de fenugrec ou fenouil pour stimuler la lactation et enrichir le lait / Hauts ou robes à décolleté / Le soutien sans jugement des proches.

13 REMARQUES ASSASSINES

que risque d'entendre une maman qui allaite

Ces remarques fondées sur des mythes ancestraux peuvent devenir très agaçantes. Voici quelques exemples de répartie cinglante qui pourront vous inspirer :

1 « T'es sûre que t'as encore du lait ? »

À moins de ne jamais donner le sein, ce qui ne stimule pas la lactation ou d'avoir eu une chirurgie trop importante de la poitrine, le « pas de lait » n'existe pas.

☛ Répartie : *« Tu veux tâter pour voir ? »*

2 « T'es sûre que ton lait est assez nourrissant ? »

Après quelques minutes de tétée hydratante, le lait devient plus gras et riche donc plus nourrissant. Quant aux apports du lait maternel, ils s'enrichissent en fonction de l'âge et des besoins de bébé. Ce n'est que vers 6-7 mois qu'on peut le compléter avec une alimentation solide.

☛ Répartie : *« Tu veux goûter pour voir ? »*

3 « Il fait chaud, tu devrais lui donner de l'eau au lieu de ton lait ! »

Un bébé exclusivement allaité n'a pas besoin d'un apport en eau tant qu'on n'introduit pas d'alimentation solide. Les premières minutes de tétée étant plus aqueuses, vous pouvez faire en sorte de donner un sein en début d'allaitement plus fréquemment l'été.

☛ Répartie : *« Le lait maternel contient 87,5 % d'eau... mais toi, t'as cru qu'il était solide ?! »*

4 « Ton bébé s'énerve au sein, c'est qu'il n'aime pas ça et préférerait un biberon ! »

Il y a une multitude de raisons pour lesquelles un bébé s'énerve au sein ou pleure en général : cela peut venir d'un REF, d'un reflux, de coliques, d'une otite, qu'il a chaud, froid, qu'il a la couche sale, etc. Tout ne tourne pas seulement autour de la nourriture.

☛ Répartie : *« T'es dans sa tête aussi ? » ou « T'es sa mère ?! » (généralement ça part tout seul celle-là).*

5 « Ton bébé a 2 mois... tu vas arrêter d'allaiter là, non ? »

Oui, en France, l'allaitement n'est pas très réputé, alors il peut parfois surprendre. Les grands champions d'Europe sont les Scandinaves, avec des taux incroyables de bébés allaités en sortant de la maternité, tels que la Suède à 90 %, la Finlande à 95 % et surtout la Norvège qui comptabilise 99 % de serial-téteurs !

☛ Répartie : *« Non. »*

6 « Ton bébé a 6 mois... il est temps d'arrêter l'allaitement ! »

En ce qui concerne le sevrage de votre allaitement, vous seule êtes décisionnaire. Vous entamerez un sevrage quand vous le souhaiterez, vous pouvez opter pour un allaitement long si vous en avez envie ou bien continuer au tire-lait si vous reprenez le travail. Mais ce choix ne concerne que vous.

☛ Répartie : « *Non, j'arrêterai quand il/elle aura trouvé un(e) petit(e)-ami(e) et qu'il/elle quittera la maison.* »

7 « Tu allaites encore à 18 mois ?! Mais c'est malsain et limite incestueux ! »

L'OMS (organisation mondiale de la santé) recommande l'allaitement exclusif pendant les six premiers mois, que l'on complète ensuite avec une alimentation solide, jusqu'à l'âge de 2 ans et au-delà aussi longtemps que la mère et l'enfant le désirent.

☛ Répartie : « *Oui, j'allaite encore. Et toi, t'es chiant(e). Mais moi, dans quelques mois, j'aurai arrêté d'allaiter, alors que toi, dans quelques mois, tu seras toujours aussi chiant(e) !* »

8 « Tu reprends le travail, tu dois absolument le sevrer ! »

Non, c'est faux ! Continuer à allaiter tout en travaillant demande de l'organisation, mais quand on est bien informée et soutenue, tout se passe très bien ! Il y a même des textes de loi en France :

« Pendant une année à compter du jour de la naissance, les mères allaitant leurs enfants disposent à cet effet d'une heure par jour durant les heures de travail » (article L.224-2). On peut donc tirer son lait, prévoir un stock d'avance, le faire prendre en votre absence dans un contenant qui n'apporte pas de confusion sein/tétine puis allaiter quand on rentre du travail et avant de partir le lendemain matin.

☛ Répartie : *vous pouvez apprendre par cœur le texte de loi et le ressortir en citant la référence de l'article, ça fait son petit effet !*

9 « Vous pourriez arrêter d'allaiter en public ici ? C'est gênant, on peut voir votre poitrine. »

Aucune loi ne l'interdit. À moins que vous soyez totalement dévêtue, debout sur une table en train de crier : « Hé regardez mes nibards pendant que j'allaite ! », vous ne faites que nourrir votre enfant de manière naturelle, comme tous les mammifères de la planète.

☛ Répartie : « *Vous pourriez arrêter de parler en public ici ? C'est gênant, on peut voir que vous êtes con.* »

10 « Tu empêches son papa de créer un lien avec lui ! »

Il y a mille autres façons de créer un lien avec un enfant qu'en le nourrissant ! Lui donner son bain, lui proposer ses petits pots lors de la diversification, le prendre en peau à peau ou en portage, lui faire des bisous, des câlins, jouer avec lui, lui parler, le bercer, lui chanter des berceuses, lui lire un livre ou lui raconter une histoire, lui croquer les petits orteils... tous ces gestes constituent des moments de tendresse privilégiés qui créent un lien particulier. Et ce n'est pas le fait d'allaiter qui l'en empêche.

☛ Répartie : « *Mon bébé n'est pas qu'un estomac. Il a d'autres fonctions aussi.* »

11 « Tu as l'air fatigué, arrête d'allaiter ! »

Non, ce n'est pas l'allaitement en particulier qui fatigue, c'est de s'occuper d'un petit être aux besoins intenses... Devenir maman c'est magnifique, mais c'est beaucoup de fatigue physique et émotionnelle, qui implique d'être opérationnelle 24/24 heures, 7/7 jours, sans férié ni vacances, avec un partage des tâches quotidiennes pas toujours équitable, subissant parfois un manque de reconnaissance et de soutien de l'entourage... De quoi engendrer pas mal de cernes et cumuler de la fatigue et du stress. Penser que remplacer l'allaitement par des biberons va miraculeusement vous donner un teint rosé et frais, démultiplier vos ressources et votre énergie, est complètement utopiste.

☛ Répartie : « *C'est pas comme si je venais d'expulser un être humain de mon vagin dans la douleur, de ne pas avoir eu le temps de m'en remettre encore, et de devoir assumer ses besoins, la maison et le quotidien !* »

12 « Tu le rends trop dépendant de toi, tu vas en faire un enfant capricieux et difficile ! »

Qu'un enfant tète le sein de sa mère ou prenne un biberon, il est tout à fait normal qu'il ait besoin de se nourrir. On ne fait pas un bébé pour ensuite le laisser dans un coin se débrouiller tout seul ! Il a besoin de tendresse, de réconfort, de câlins, de chaleur humaine... Si vraiment votre enfant a un caractère bien trempé, ce n'est pas le sein ou le biberon qui l'en empêchera...

☛ Répartie : « *Oui t'as raison, hier il s'est préparé des pâtes au saumon tout seul mais là comme il est un peu fatigué, je l'allaite.* »

13 « Tu représentes une tétine géante pour ton bébé. »

Il faut remettre les choses en perspective, lequel est l'original ? C'est le sein de la mère qui a inspiré la création des tétines, et non l'inverse. Ce n'est donc pas la maman qui représente une tétine géante, mais la tétine qui représente une mini-maman. Conclusion, vous représentez donc simplement une maman pour votre enfant.

☛ Répartie : « *Non, je représente TOUT pour lui !* »

Quelques positions d'allaitement

Bien qu'il existe plusieurs manières de se positionner durant l'allaitement, il n'y a pas de position idéale ! Les choses se font souvent instinctivement et vous trouverez petit à petit vos habitudes pour vous caler confortablement autant vous que votre petit, le principal étant que vous ne vous fatiguiez pas trop les bras ni le dos le temps de la tétée.

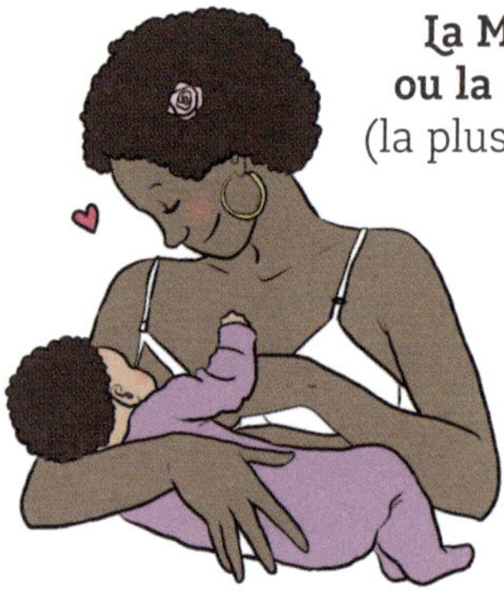

La Madonne ou la Berceuse
(la plus classique)

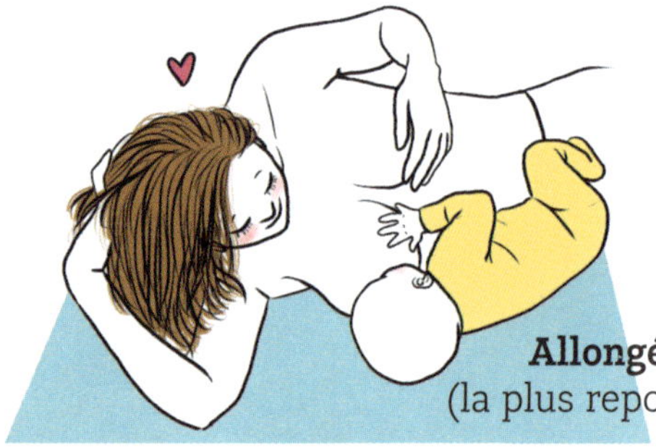

Allongée
(la plus reposante)

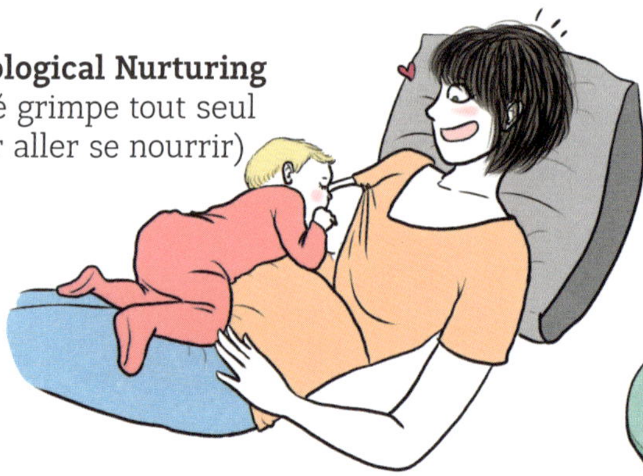

La Biological Nurturing
(bébé grimpe tout seul pour aller se nourrir)

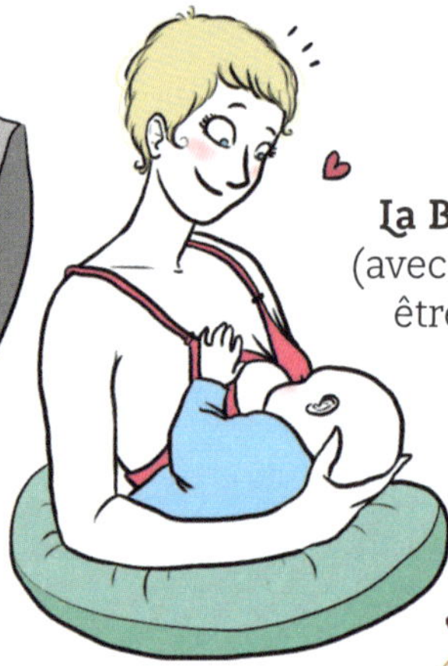

La Ballon de rugby
(avec un coussin pour être mieux calés)

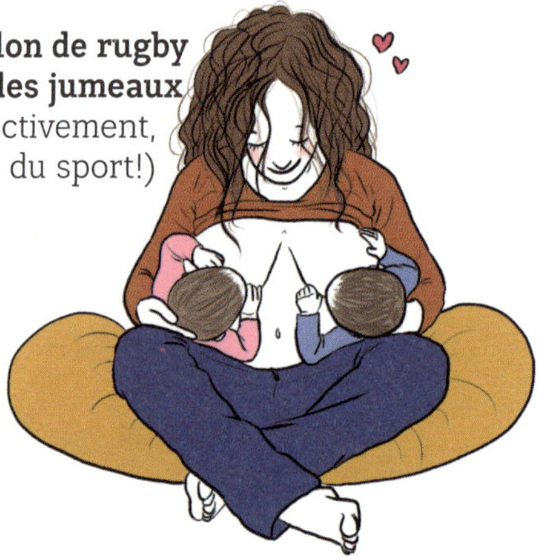

La Ballon de rugby avec des jumeaux
(effectivement, c'est du sport!)

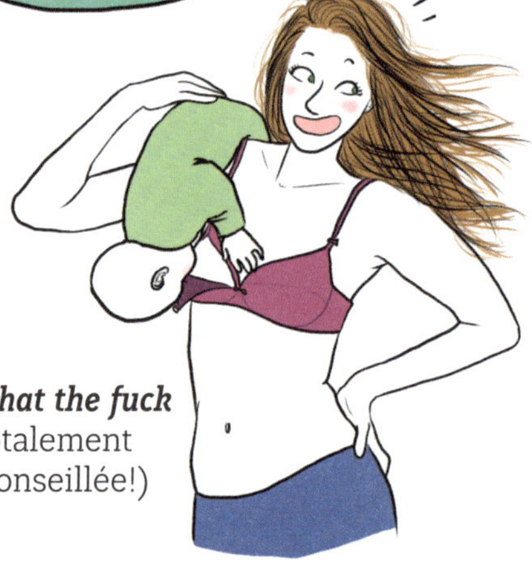

La *What the fuck*
(totalement déconseillée!)

LES REVERS

les plus courants de l'allaitement et leurs solutions naturelles

Les premiers jours, la montée de lait occasionne une poitrine à la peau tendue, gorgée de liquide... mais franchement ce que vous sentez n'a rien de comparable avec ce que vous venez de subir avant ! – épisiotomie, césarienne, contractions, tranchées post-partum... Les seins qui tiraillent c'est un truc de petite joueuse à côté de tout cela ! Hormis ce passage, l'allaitement ne devrait pas être douloureux. S'il l'est, c'est qu'une pathologie est à soupçonner. Tout comme faire pipi peut faire mal lorsqu'on a une infection urinaire, ce n'est pas le fait d'uriner qui est en cause mais l'infection. On ne s'arrête pas d'aller aux toilettes pour autant ! Eh bien, l'allaitement c'est pareil. On peut donc continuer à donner le sein malgré des obstacles car on peut les traiter rapidement.

Problème	Solution(s)
La montée de lait est trop longue à venir (si elle dépasse les trois ou quatre jours habituels).	• Vous avez peut-être subi une césarienne, la montée de lait est souvent plus longue à venir dans ce cas. • Allaitez bébé à la demande, en le mettant au sein à volonté, en alternant chaque côté. • Allaitez surtout efficacement ! Vérifiez la bonne position, qu'il ait bien tout le mamelon dans la bouche. • Assurez-vous qu'il n'a pas de frein de langue ou autre problème de succion, en le faisant vérifier par une sage-femme ou un médecin/pédiatre. • Ne lui donnez pas de tétine. • Vous pouvez stimuler la lactation en prenant des tisanes d'anis, de fenouil ou de fenugrec. • Buvez suffisamment (d'eau) (pas de bière comme tata Lucette le recommande !). • Dormez dès que bébé dort ! Non seulement pour récupérer des forces mais aussi fabriquer l'hormone de la prolactine, produite en grande quantité pendant le sommeil, qui déclenche et maintient la lactation.

Problème	Solution(s)
Des crevasses *Mot dégueu pour évoquer les gerçures provoquées par une mauvaise s uccion ou position.*	• Vérifiez la bonne position de bébé pendant qu'il tète. Les crevasses sont exclusivement dues à une mauvaise position et à des problèmes de succion. Faites vérifier si bébé n'a pas de frein de langue ou un autre souci. Sinon veillez à sa bonne position lorsqu'il tète. • Pas n'importe quelle crème pour apaiser ! Bébé portera le téton à sa bouche, donc il faut éviter le contact avec des produits chimiques et toxiques. • Utilisez la lanoline pure à 100 %. Elle laisse un film protecteur qui ralentit l'évaporation cutanée et sous lequel la crevasse va cicatriser sans croûte et guérir plus facilement. • Mettez sur votre téton une ou deux gouttes de lait de fin de tétée (plus gras) ou de colostrum pour bénéficier des pouvoirs naturels cicatrisants, puis massez doucement pour faire pénétrer (et c'est là que belle-maman entre pour la visite à la maternité !). • Entre chaque tétée, vous pouvez poser sur vos mamelons des coquillages d'allaitement du même diamètre ! Ils favorisent l'hydratation et la cicatrisation des mamelons en maintenant la peau au contact du colostrum et du lait maternel selon la méthode de cicatrisation humide. C'est une des astuces traditionnelles issues des pays scandinaves, qui de plus permettait de garder un joli souvenir de son allaitement. On les trouve généralement sur des sites Internet spécialisés.
Un engorgement *Survient surtout les premières semaines. Lors de la montée de lait, les seins gonflent, se tendent et durcissent, votre bébé peut avoir du mal à saisir l'aréole. Le lait stagne alors dans la glande mammaire et ça fait maaaal !*	• Faites téter le sein touché pour soulager et vider le trop contenu. Si le téton est trop tendu, difficile à prendre, utilisez les solutions suivantes : • Essayez alors d'exprimer un peu de lait manuellement en appliquant de la chaleur sur les seins, pour retrouver la souplesse de l'aréole. (*N.B. : on dit « traire » un animal mais pour une femme on dit « exprimer » le lait, c'est plus classe non ?*) • Vérifiez le bon déroulement de l'allaitement (pas de biberons en complément, pas de frein de langue, bonne position, pas de restriction de temps passé lors de la tétée - laissez « finir » la tétée d'un sein - pas de tétines ou sucettes données à bébé...). • Prenez une bonne douche chaude sur la poitrine, rien de tel ! • Faites des cataplasmes de chou (tiède) ou d'argile verte qui seront d'autant plus efficaces si vous êtes couchée sur le dos, avec l'effet de gravité.
Une candidose mammaire *Affection due à un champignon qui peut toucher aussi l'enfant en entraînant le fameux « muguet » (mycose de la bouche). Les femmes ressentent des démangeaisons puis une brûlure vive, elles parlent de « feu liquide »...*	• Il est important de consulter dès l'apparition des symptômes (la douleur caractéristique) afin d'enrayer au plus tôt la mycose. • La maman et le bébé doivent être traités en même temps, même si l'enfant n'a encore aucun symptôme, sinon ils vont se réinfecter l'un l'autre sans cesse... Idem si le « muguet » se déclare. • Le médecin donnera un traitement à appliquer sur les seins et dans la bouche de bébé après chaque tétée. • Veillez à une hygiène plus stricte jusqu'à éradication totale de l'affection : désinfectez mains, tétines, jouets, coussinets d'allaitement, soutiens-gorge, tire-lait...
Un canal bouché, une mastite *Le lait stagne dans le sein, entraînant une inflammation ou une infection. Elle forme une plaque rouge, chaude et douloureuse dans le sein, avec une sensation de symptôme grippal voire de fièvre.* ...	• Il est important de consulter dès l'apparition des symptômes (plaque rouge, chaude et douloureuse) avec un traitement médical (qui ne soit pas en contre-indication avec l'allaitement). • Drainez le sein ! Mettez fréquemment bébé à téter du côté de la mastite (l'infection ne passe pas dans le lait). • Vérifiez que la position de succion soit correcte et la tétée efficace. • Vérifiez que la poitrine n'est pas pressée comme un citron dans des soutiens-gorge trop serrés et que vous ne dormez pas sur le ventre. ...

... ***Un abcès du sein*** *est une complication rare de la mastite, dû au mauvais drainage du sein atteint, souvent entraîné par un arrêt d'allaitement de ce côté.*	... • REPOSEZ-VOUS ! Reconsidérez vos priorités, restez au chaud et au lit pour vous remettre au plus vite et éviter la rechute. • Laissez sortir le premier jet de lait dès la stimulation en début de tétée, c'est ce passage qui est le plus douloureux ; remettez ensuite bébé au sein, ce sera plus supportable. • Appliquez du chaud ou du froid (selon votre ressenti) puis massez doucement avant la tétée. Si vraiment c'est insoutenable, massez l'épaule du côté infecté !
REF (réflexe d'éjection fort) *Le lait jaillit du sein trop abondamment dès le début de tétée. Le bébé « s'étrangle » avec ce lait qui arrive trop vite et trop fort. Les personnes qui ne connaissent pas le REF ont tendance à croire que cette succion bruyante et maladroite signifie que le bébé est un gros goulu... alors qu'en fait il « subit » cette tétée.*	• Le REF est l'une des principales causes de coliques chez l'enfant allaité car elle traduit un déséquilibre entre la quantité de lait bue de début de tétée et la quantité de lait de fin de tétée. En buvant, par exemple, aux deux seins à chaque tétée, le bébé reçoit plus de lait de début de tétée riche en lactose (le sucre du lait) que de lait de fin de tétée riche en graisses (dont le taux augmente au fur et à mesure que le sein se vide). Il a comme une « indigestion » de lactose, car ses capacités à digérer celui-ci, à l'aide de l'enzyme lactase, sont dépassées. D'où ses selles vertes, explosives, liquides, avec des coliques abdominales. • En conséquence, la meilleure façon d'allaiter quand on a un REF, c'est d'insister sur un sein plus que l'autre en alternant de côté à chaque tétée plutôt que durant une seule. • Laissez s'échapper le jet en début de prise au sein, afin que celui-ci n'étrangle pas bébé. • Allaitez en maintenant bébé à la verticale plutôt que « soumis » à la tétée. Il pourra se retirer de lui-même plus facilement lorsque l'éjection est trop forte pour lui. Il y a aussi un petit effet de gravité qui permet de ne pas avoir le lait qui jaillit dans le fond de la gorge sans avoir le temps de déglutir. Si l'enfant est trop petit pour s'asseoir, la meilleure position sera la position « de rugby », la mère inclinée en arrière et le bébé plus au-dessus, dans ses bras. • Ces mises en place peuvent surprendre le bébé, qui s'est habitué à ne pas trop faire d'efforts pour téter (le lait jaillissait seul et il bénéficiait surtout du lactose, plus facile à boire). Il doit soudainement travailler plus pour bénéficier du lait gras et riche de la fin de tétée, cela peut demander un petit temps d'adaptation.
Morsure de petites quenottes acérées	• En réalité, un bébé ne peut pas téter ET mordre en même temps ! Sa langue recouvre sa gencive inférieure et s'interpose donc entre les premières dents en bas et le téton. S'il mord c'est avant ou après qu'il a bu... • N'essayez surtout pas de tirer le bébé de là ! Ça pourrait vous faire encore plus mal ! Faites l'inverse : rapprochez bébé et serrez-le contre le sein pour l'encourager à lâcher le mamelon pour reprendre son souffle. • En général, la maman sursaute et pousse un cri de douleur, du coup le bébé surpris relâche le sein et souvent il comprend que ce n'est pas une chose à reproduire. Restez tout de même modérée dans vos réactions car cela peut provoquer « une grève » de la tétée et l'enfant n'ose plus prendre le sein... mais c'est un cas très rare. • La seule chose à faire pour qu'il ne recommence pas est de lui expliquer fermement de ne pas mordre, puis de lui donner un objet à mâchouiller à la place. • S'il mord jusqu'au sang, appliquez de la lanoline pure à 100 % pour cicatriser rapidement.

ALLAITER ET TRAVAILLER,
c'est possible !

Souvent les parents pensent que reprise du travail de la mère rime avec sevrage... Mais allaiter ET travailler est tout à fait possible ! C'est une question d'organisation, de rythme à prendre, à commencer par être bien informés sur le sujet et d'être soutenus (la crèche ou la nounou qui prend le relais, la famille, l'employeur...).

• **Le matos :** il existe des **tire-lait manuels ou électriques**. On peut louer ces derniers à la pharmacie (ou même sur certains sites Internet), sur ordonnance de votre sage-femme ou médecin, et être totalement pris en charge par l'Assurance-maladie et la mutuelle. Généralement, il est demandé une caution, qui varie d'une pharmacie à l'autre. Afin d'opter pour votre tire-lait idéal, renseignez-vous d'abord sur plusieurs points : est-il transportable ou fait pour rester à la maison ? Combien coûtent les **téterelles** qui vont avec ? Si j'utilise un tire-lait électrique au travail, est-il un peu trop bruyant et encombrant ? Quant aux téterelles, elles jouent un rôle important pour permettre de tirer efficacement le lait maternel, de par leur taille. Mesurez votre téton et optez pour une téterelle qui y corresponde : un téton de 17 mm pour une téterelle de 21 mm, 20 mm/24 mm – le grand standard des tétons ! – 23 mm/27 mm, 26 mm/30 mm, 32 mm/36 mm.

• **Apprivoisez la bête !** Faites d'abord connaissance avec votre tire-lait, parlez-lui doucement pour ne pas l'effrayer... quand il est prêt et que vous le sentez aussi, prenez-le délicatement et placez la téterelle contre votre mamelon... comptez jusqu'à trois... pompez ! Essayez-le de temps en temps pour commencer, puis plus régulièrement (une « traite » par jour pendant un mois ou deux suffit amplement) afin de faire du stock pour appréhender la reprise du travail. Préparez plus de petits contenants que de gros, car le lait ne peut être réchauffé deux fois s'il a été congelé auparavant. Quand votre tire-lait est assez à l'aise avec vous, prenez un selfie et postez-le sur vos réseaux sociaux, accompagné des hashtag #VacheLaitière et #WorkInProgress.

Le meilleur moment pour tirer le lait tout en continuant à allaiter serait plutôt en début de journée, où les seins sont à bloc et où l'on a plus d'énergie que le soir, soit juste après une tétée, soit sur l'autre sein pendant que bébé tète le premier (un peu comme des jumeaux – mais un humain et un robot) (bienvenue en science-fiction). Vous pouvez très bien tirer en plusieurs fois s'il faut.

• **Au boulot maintenant !** Ça y est, vous êtes de retour parmi vos collègues qui vous demandent si vos congés se sont bien passés et si vous vous êtes bien reposée. Vous vous retenez de répondre : « Tu te fous de ma g*** ?! » Oui, bizarrement les gens confondent congé maternité et congé de vacances, sans penser que vous n'étiez pas sur une plage paradisiaque en train de siroter un mojito mais en train de faire passer un être humain par la foufoune et de vous en occuper ensuite jour ET nuit, dormant très peu afin de répondre à tous ses besoins !

Donc vous êtes de retour au travail et vous vous demandez où, quand, comment tirer votre lait pour continuer à faire du stock d'avance mais surtout entretenir votre lactation ? Et comment le conserver ? L'idéal est de tirer le lait matin, midi et soir, afin de le stimuler et de vous soulager en drainant les seins sous peine de risquer un engorgement. Mais où le faire ? Surtout pas aux w.-c. (vous ne mangeriez pas dedans non plus !), il vous faut un endroit calme, discret, chauffé l'hiver… il y a souvent un petit local de pause quelque part ou peut-être que vous pouvez vous enfermer dans votre bureau.

À partir de cela, vous pouvez donc tirer votre lait une demi-heure le matin, une demi-heure l'après-midi et sur votre temps de pause du midi, en toute légalité.

Pour la conservation, soit vous disposez d'un réfrigérateur dans vos locaux de travail, soit vous stockez votre lait dans une glacière électrique sur place. Vous rapportez ensuite votre production dans une petite glacière ou sac isotherme facilement transportables, remplis de pains de glace.

• **Et du côté de bébé, comment ça se passe ?** Si vous désirez continuer à lui donner le sein en rentrant du travail, demandez à la personne qui le garde en votre absence de ne surtout pas lui faire boire votre lait dans un biberon. En effet, il est trop facile et rapide à boire, alors qu'une tétée demande beaucoup plus d'efforts dans la mâchoire. Cela entraînera une confusion sein/tétine qui pourrait compromettre votre allaitement. Vous avez d'autres options pour faire boire bébé en votre absence sans prendre de risques de confusion : une pipette, une cuillère, un biberon cuillère ou une soft cup (biberon tasse) aux alentours des trois premiers mois car ces quantités lui suffisent. Ensuite, l'estomac grandit et il réclame plus de quantité ; vous pouvez alors faire utiliser une tasse à bec, un biberon cuillère, la soft cup ou une tasse 360°. Le plus gros challenge est que la crèche ou la nounou accepte de jouer le jeu !

• **Quels contenants choisir pour stocker la came ?** Si vous tirez votre lait chez vous, au début vous pouvez le verser et le congeler dans des bacs à glaçons (vous verrez aussi cette technique en diversification) ce qui permet de faire de petites quantités à donner sans gâchis les premiers mois de bébé. Vous pouvez utiliser des sachets stériles ou des pots prévus à cet effet, qui auront l'avantage de resservir lorsque bébé débutera l'alimentation solide. N'oubliez pas de dater les contenants que vous congelez ! Pour conserver la came, à la bonne température, le temps qu'il faut, référez-vous au tableau de conservation du lait maternel.

• **Comment réchauffer le lait sans compromettre ses bienfaits :** vous avez le choix entre un réchauffage au bain-marie (en dessous de 37 °C), au chauffe-biberon (thermostat 1), sous l'eau du robinet ou dans un bol d'eau, froide si le lait sort du congélateur, tiède s'il sort du réfrigérateur. N'utilisez pas le micro-ondes qui ne réchauffe pas de manière homogène et tue les cellules immunitaires.

• **Votre lait sent le vieux fromage caillé... pourtant il est bon à la consommation !** Parfois, quelques heures après l'avoir tiré, le lait sent fort et a un mauvais goût comme s'il avait tourné. Les responsables de cet effet sont les lipases : en digérant le gras du lait, elles lui donnent un goût savonneux ou rance, nommé le « lait prédigéré ». Pour éviter ce goût avant qu'il n'apparaisse, il faut enrayer l'action des lipases. Chauffez le lait à 60 °C avant qu'il ne prenne ce goût, au moment où il fait des bulles sur le bord de la casserole. Une fois à cette température, arrêtez de le chauffer pour éviter de le faire bouillir, ce qui détruirait les éléments vivants du lait maternel, puis laissez-le refroidir à température ambiante avant de le mettre au réfrigérateur ou au congélateur. Si le problème persiste, tentez d'éliminer de votre alimentation tous les produits à base de lait de vache.

CONSERVER LA CAME, À LA BONNE TEMPÉRATURE, LE TEMPS QU'IL FAUT !

Avant toute chose, datez vos récipients de conservation, laissez refroidir à température ambiante après avoir tiré le lait, avant de mettre au réfrigérateur ou congélateur. Attention, ces durées de conservation ne s'additionnent pas : ne le gardez pas quatre heures à température ambiante pour le mettre ensuite au frigo huit jours puis le congeler !

À **température ambiante** – 19 à 26 °C – le lait frais se garde quatre à six heures.
Dans une **glacière** avec des pains de glace – à 15 °C – vous pouvez le garder 24 heures.
Dans un **réfrigérateur** – entre 0 et 4 °C – vous pouvez le garder huit jours.
Dans la partie **freezer** d'un réfrigérateur, vous pouvez le garder jusqu'à deux semaines.
Dans le **congélateur** vous pouvez le conserver jusqu'à six mois idéalement.
Lorsque vous sortez le lait congelé et que vous le laissez au réfrigérateur sans le chauffer, il sera consommable dans les 24 heures, pas plus.
Si vous le sortez du congélateur et le laissez décongeler à température ambiante sans le chauffer, il doit être consommé dans l'heure.

Attention lorsque vous réchauffez du lait congelé, **vous ne pouvez pas le réchauffer une deuxième fois...** Préférez le mettre dans le bain de bébé !

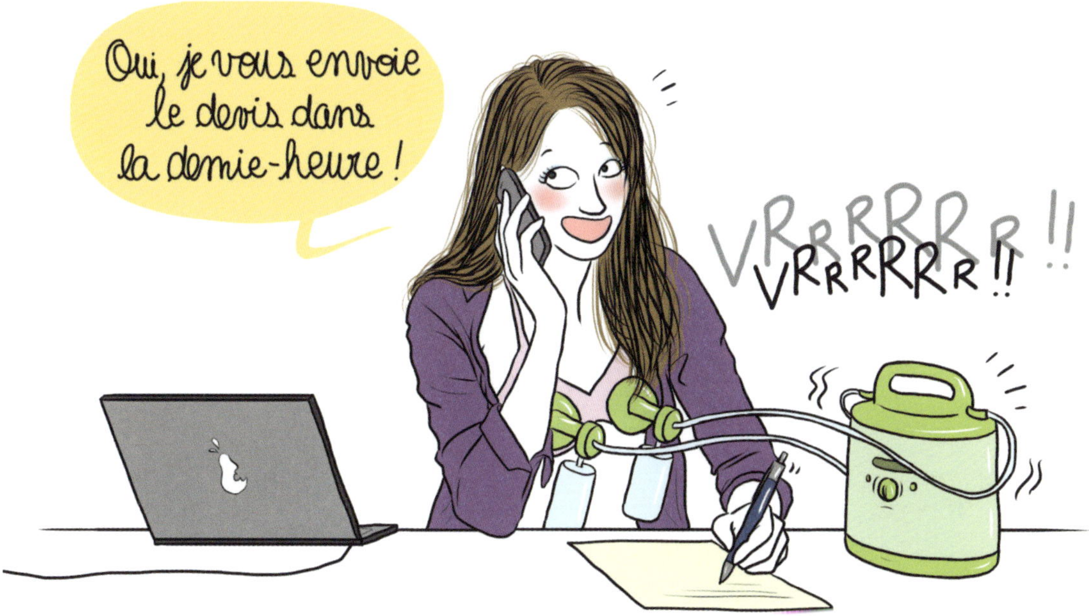
Oui, je vous envoie le devis dans la demie-heure !
VRRRRRRR !!
VRRRRRRR !!

18 POINTS POSITIFS

quand on biberonne !

1 **Le relais** est plus simple à passer au mode de garde (crèche, nounou).

2 Une fois que vous avez choisi le lait infantile idéal et que votre enfant le digère bien, **tout roule** jusqu'au moment de la diversification !

3 **Si bébé a un reflux,** vous pouvez changer de lait infantile vers une composition plus digeste ; votre pédiatre peut vous guider.

4 **Si bébé a une intolérance au lactose,** vous disposez de laits maternisés adaptés.

5 Le biberon est **plus rapide et facile** à boire.

6 Étant donné qu'il met trois heures à être digéré, **l'enfant sollicite moins ses parents** sur ses besoins d'alimentation qu'un bébé allaité (qui digère en 30 minutes son lait maternel).

7 Il y a, du coup, **moins de repas par jour :** cinq à six chez le bébé biberonné quand sept à huit tétées chez un bébé allaité.

8 **Papa peut le donner, le jour... comme la nuit !** Les parents peuvent se passer le relais et ça, c'est chouette, surtout quand l'un des deux se sent très fatigué et a vraiment besoin de repos !

9 **Les grands frères et sœurs** peuvent aussi participer... Et c'est trop chou de les voir donner le bib' à leur cadet(te).

10 **Belle-maman et même tata Lucette** peuvent le donner !

11 **Maman ne dépend pas de son bébé** et peut sortir quand elle veut - faire du shopping ou faire la grosse teuf avec les copines ! Ou juste prendre du temps pour elle, tout simplement.

12 Maman peut boire de l'alcool et fumer des cigarettes sans se soucier que ça passe dans du lait. Les vaches ne buvant pas d'alcool et ne fumant pas, les parents sont donc tranquilles là-dessus.

13 Vous ne risquez pas d'avoir de pathologies aux seins : pas de mycose, pas d'engorgements, pas de mastites. En bref, vous avez les tétons en paix !

14 Personne n'est choqué et ne vient vous faire de remarque lorsque vous biberonnez en public. Il y a moins de « gêne » à nourrir votre enfant à une terrasse ou dans un parc.

15 Vous pouvez porter les vêtements que vous voulez ! Oui, les mères allaitantes doivent souvent porter des hauts d'allaitement pas très glamour aux décolletés qui facilitent la tétée. Déjà qu'il y a eu neuf mois de vêtements de grossesse pas forcément très tendance, vivement qu'on retrouve ses aises vestimentaires !

16 Le biberon n'implique pas de sevrage comme lors de l'allaitement... vous n'aurez pas cette période stressante à subir.

17 Maman reprend le travail sans se soucier si bébé accepte des biberons en son absence car il est déjà habitué. Une angoisse de moins !

18 Vous vous posez moins de questions lorsque vous biberonnez. Est-ce que l'enfant a assez bu ? À cette question vous pouvez répondre avec précision et vous êtes rassurés car les biberons sont quantifiables.

— TOUT, TOUT, TOUT, —
vous saurez tout sur le lolo ! (Ou en titre plus sérieux : pour quel lait infantile opter ?)

Lorsque vous vous trouvez devant le rayon des laits infantiles au supermarché et que vous voyez toutes ces boîtes, vous avez de quoi rester perplexe... laquelle choisir ? Dans l'immédiat une chose est certaine : elles constitueront de formidables boîtes de rangement plus tard !

Il existe plusieurs sortes de lait infantile, mais surtout trois grandes familles : le lait « premier âge », adapté aux besoins d'un nouveau-né jusqu'à ce qu'il débute la diversification, le lait « deuxième âge, que l'on donne jusqu'au 1 an de l'enfant en général et enfin le « lait de croissance », qui se donne jusqu'aux 3 ans environ.

1 — **Le lait « premier âge »** pour les nourrissons contient en général de la vitamine D, 100 % de graisses végétales, ¾ de lactose (sucre du lait), ¼ de dextrine maltose et un apport en caséine et protéines. Le truc c'est que pour chaque nutriment apporté, vous allez trouver différents dosages... du coup, il existe des dizaines de variantes de lait « premier âge » !

Il existe différents dosages du lactose (sucre du lait), qui apporte les glucides, dans les laits infantiles. Chaque dosage a sa fonction, afin de permettre une digestion plus aisée :

- **des laits avec peu de lactose** en cas d'intolérance ou de diarrhées aiguës ;

-**des laits avec 100 % de lactose**. Une partie n'est pas digérée et fermente dans le colon afin de rendre les selles plus molles ;

-**des laits avec plus de dextrine maltose** (lactose modifié), ce qui provoquerait au contraire une diminution de la fermentation et des ballonnements, idéal pour les bébés victimes de fortes coliques.

Concernant l'apport de protéines et de caséine, il existe aussi différentes sortes d'apports :

- **des laits hypoallergéniques (laits « HA »)**, dont les protéines ont été traficotées pour diminuer d'un tiers l'effet allergène, et encore plus s'il y a un ajout de prébiotiques ;

- **des hydrolysats de protéines de lait de vache (PLV)** dans lesquels le lactose est réduit à l'état de « trace » et les lipides sont plus considérables afin de favoriser la digestion. Idéal pour les bébés allergiques aux PLV ;

- **des hydrolysats de protéines de riz**, qui sont prescrits par le pédiatre dans des cas particuliers mais peuvent manquer de calcium ;

- **des laits à base de protéines de soja**, ce qui permet de proposer un lait sans trace de lait de vache ni de lactose, idéal pour les enfants qui y sont allergiques, mais avec le risque de déclarer également une allergie au soja ;

- **des laits avec moins de protéines**, pour se rapprocher du lait maternel, même si ce sont des protéines d'origine animale ;

- **des laits avec une majorité de protéines**, ce qui améliorerait la digestion et rendrait les selles plus molles ;

- **des laits avec une majorité de caséine**, ce qui accentuerait la satiété en ralentissant la digestion et diminuerait les régurgitations.

Concernant les laits infantiles qui chouchoutent la flore intestinale, en rajoutant des ferments lactiques ou probiotiques :

- **des laits avec des probiotiques**, des gentilles bactéries qui vont bichonner les organes digestifs pour prévenir des diarrhées et des coliques ;

- **des laits avec des prébiotiques**, qui sont des fibres végétales que nous ne digérons pas, mais qui servent de nourriture aux bactéries (probiotiques) qui sont dans notre intestin. Ces laits sont destinés aux nourrissons constipés ;

- **des laits avec des ferments lactiques**, qui provoquent une fermentation et favorisent la digestion du lactose, ce qui pourrait diminuer les coliques.

Du côté des lipides, du bon gras (car le gras, c'est la vie !) :

- **des laits avec des triglycérides** comprenant un palmitate en position bêta. Écrit en chinois ça aurait le même effet ! Un jargon compliqué pour dire que ces laits sont conseillés pour les cas de constipation ;

- **des laits avec des acides gras tels que l'oméga 3 ou 6**, que l'on retrouve dans le lait maternel et favorisent le développement cognitif et la vue.

Des laits « pré-épaissis » :

- soit avec de l'amidon de maïs, riz ou pomme de terre (épaississement valable à partir de 1,9 g d'amidon pour 100 ml de lait) ;

- soit avec de la caroube (0,4 g/100 ml) qui ne s'épaissit pas dans le biberon mais au contact de l'acidité une fois arrivée dans l'estomac.

Des laits avec un dosage différent de l'apport de sel, déjà présent dans l'eau minérale. Il faut donc veiller à prendre des laits infantiles faiblement dosés car le sodium à trop forte dose n'est pas conseillé pour la santé, surtout celle d'un nourrisson... dans l'idéal, pas plus de 15 mg/100 ml.

Maintenant que vous savez tout ce qui existe en laits infantiles « premier âge », vous allez devoir faire votre choix parmi les plus de trois cents modèles existants ! Le pédiatre oriente généralement les parents vers des formules de lait adaptées à leur enfant ; grâce à ses indications vous pouvez déjà savoir vers quels laits vous tourner. À partir de toutes les informations que vous venez de lire, voici quelques points qui pourront vous aider à vous repérer lorsque vous regarderez la composition du lait :

- pas trop de protéines (autour de 1,2 g/100 ml) afin que bébé digère mieux ;

- un apport d'acides gras (oméga 3 ou 6) pour favoriser le développement cognitif et la vue ;

- pas trop de sel (environ 15 mg/100 ml) ;

- un apport de probiotiques pour soigner la flore intestinale ;

- pas d'huile de palme ;

- labellisé « bio » de préférence.

2 Continuez avec un lait « deuxième âge » : une fois la diversification mise en place, vous pouvez passer au lait « deuxième âge » vers 6 mois. Ces laits sont enrichis en fer, en protéines, glucides, minéraux, vitamine D et acide folique. Si le lait « premier âge » que vous avez choisi convenait à votre petit bout, continuez avec le lait de suite de la même marque.

3 Enfin, « le lait de croissance » : de 1 an jusqu'aux 3 ans environ, vous pouvez donner du lait de croissance, à nouveau enrichi comparé au lait « deuxième âge » et souvent aromatisé à la vanille. Il contient moins de protéines qu'un lait de vache entier mais plus de vitamine D, d'acides gras et de fer pour accompagner le développement de l'enfant.

PETIT PRÉCIS DU BIB'

N'utilisez pas l'eau du robinet pour préparer vos biberons car elle contient trop de polluants. Préférez une eau en bouteille faiblement minéralisée dont l'étiquette porte la mention « convient à la préparation des aliments des nourrissons ».

Préparez le biberon au dernier moment afin d'éviter la prolifération des bactéries (dès que la poudre est diluée, le biberon devient un nid douillet idéal pour les germes).

Ne le laissez pas à la chaleur (en plein soleil par exemple).

Ne réchauffez jamais un même biberon ! Mieux vaut en faire un autre, plus petit, pour redonner à bébé s'il a encore faim. D'ailleurs, préférez le donner à température ambiante.

- À 1 mois, il prendra probablement entre 90 et 120 ml par biberon et consommera entre 500 et 750 ml dans la journée, répartis en six biberons environ.
- À 2 mois, il prendra environ cinq biberons de 150 ml ou six biberons de 120 ml par jour.
- À 3 mois, il prendra environ cinq biberons de 150 à 180 ml par jour.
- À 4 mois, il prendra environ quatre biberons de 180 à 210 ml ou cinq de 180 ml par jour.
- À 5 et 6 mois, il prendra environ quatre biberons de 210 à 240 ml ou cinq de 180 ml par jour.
- À 6 mois il a commencé la diversification et sa consommation de lait infantile diminuera progressivement, et il passera alors à 500 ou 600 ml par jour jusqu'à ses 1 an.

Un biberon en quelle matière ? Le plastique n'a plus très bonne réputation après les scandales de perturbateurs endocriniens très très vilains présents dans les biberons... néanmoins il existe des biberons en plastique sans bisphénol A (BPA). Les contenants en verre « incassable » n'ont aucun produit chimique et ils sont plus faciles à nettoyer. Cependant, ils peuvent casser et ils sont un peu lourds pour l'enfant. Il existe aussi des biberons en silicone, qui a l'avantage de ne contenir aucun perturbateur endocrinien mais qui sont un peu onéreux. Et enfin, le biberon dernière génération est le biosourcé ! Fabriqué avec une matière végétale (amidon de maïs), il n'est absolument pas toxique et il est en plus biodégradable !

Vous disposez aussi de tétines naturelles, telles que les tétines en caoutchouc 100 % naturel. Elles sont biodégradables, souples et peu coûteuses. L'autre choix se porte sur les tétines en silicone non-toxique, sans bisphénol A (BPA) ni autre substance nocive. Après, ce sont les modèles qui varient : tétines à deux ou trois vitesses de débit, systèmes anti-coliques (débit plus lent), forme physiologique rappelant le téton maternel...

Si bébé pleure et s'agite une fois couché, alors qu'il venait de s'endormir, c'est qu'il a sûrement un rot de coincé ! C'est d'ailleurs valable aussi chez un bébé allaité. Reprenez-le à la verticale contre vous et tapotez ou caressez de bas en haut son dos.

Votre bébé est-il prêt à commencer la diversification alimentaire ?

La plupart de ces indications s'appuient sur le s recommandations de l'OMS (Organisation Mondiale de la Santé)

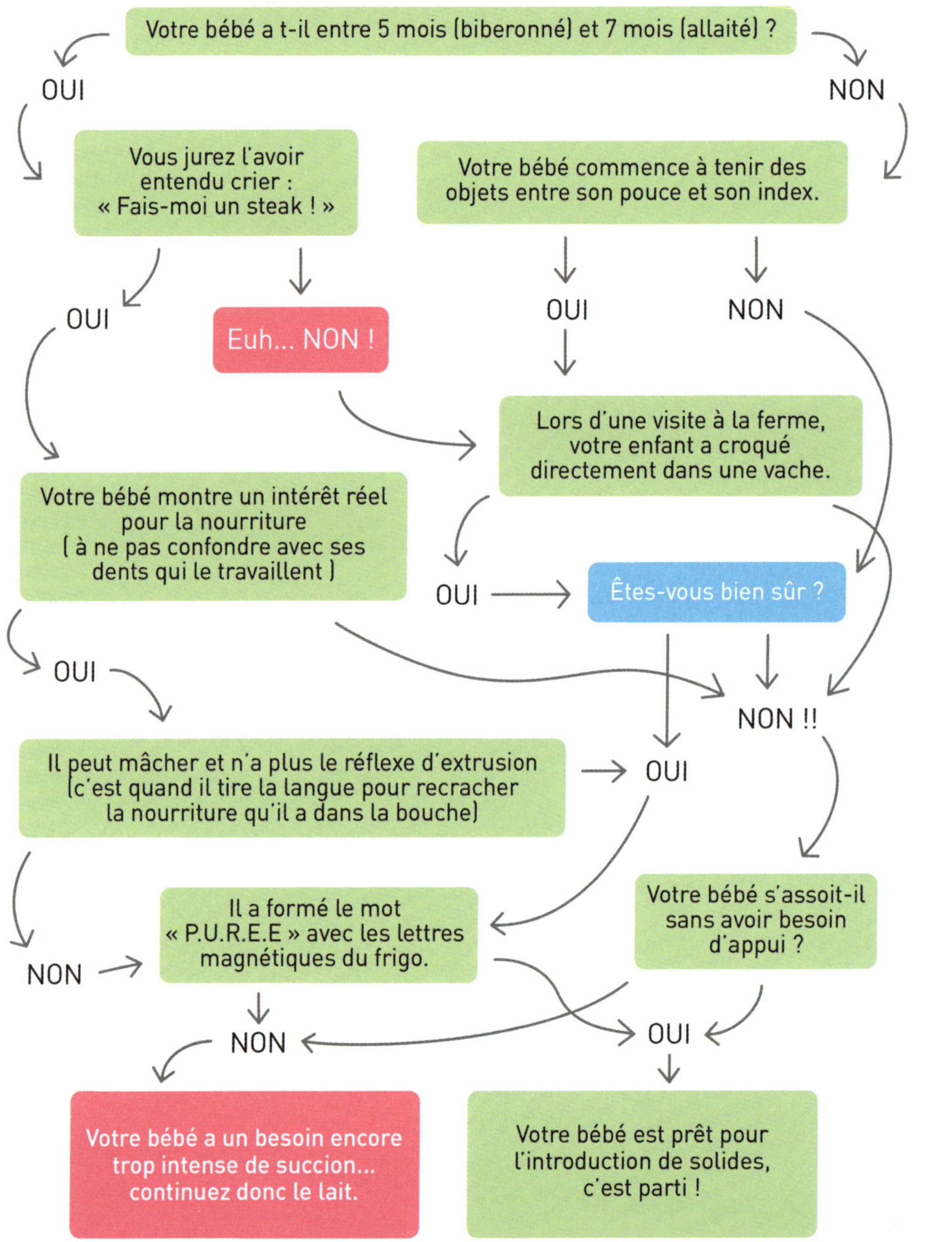

16 CONSEILS

pour entamer la diversification alimentaire de son bébé

Entre l'âge de 4 et 7 mois, le bébé commence à avoir besoin de compléter son alimentation (biberon comme allaitement) avec des aliments solides. Hormis l'indication par son âge, il y a des signes que bébé manifestera qui pourront vous indiquer qu'il est prêt... mais comment s'y prendre ?

1 — Selon les recommandations de l'OMS, un bébé exclusivement allaité peut entamer la diversification à partir du 7e mois car le nourrisson a besoin de nutriments que le lait maternel ne peut plus satisfaire. C'est donc une alimentation solide qui viendra le compléter.

2 — Selon les pédiatres, un bébé biberonné peut commencer la diversification aux alentours du 5e mois, mais ne soyez pas trop pressé ni stressé par cette étape, guettez les signes qui vous montreront que votre enfant est prêt.

3 — En dehors de son âge, votre enfant est prêt à manger si vous remarquez un ou plusieurs signes spécifiques : il tient assis, il sait prendre un objet entre le pouce et l'index, il montre de l'appétence pour les aliments que vous portez à votre propre bouche et il n'a plus de réflexe d'extrusion (il ne tire plus la langue pour recracher la nourriture). Parfois on peut confondre un intérêt pour la nourriture avec une envie de mâcher due aux dents qui travaillent la gencive de bébé. D'autres signes peuvent vous mettre sur la piste : il a tenté de croquer le chat/le chien, vous l'avez grillé en pleine nuit en train de fouiller dans le frigo, il a goûté les croquettes du chat/chien !

4 — Commencez par de toutes petites quantités, que vous augmenterez au fur et à mesure que l'enfant grandit... avec une seule cuillerée d'abord. Prenez une photo pour le souvenir !

5 — Si vous cuisinez vos propres purées/compotes, au début stockez-les dans un bac à glaçons au congélateur plutôt que dans des petits pots, ainsi vous ne gâcherez pas de nourriture car une fois que le pot congelé est réchauffé, on ne peut plus le réchauffer à nouveau. Les premières semaines votre tout-petit ne mangera pas plus de deux cuillères, donc un petit glaçon de nourriture suffira amplement.

6 **Soyez à l'écoute de votre bébé,** laissez-le manger lentement, patiemment, encouragez-le mais ne le forcez pas (on ne fabrique pas du foie gras), parlez-lui et gardez le contact visuel afin qu'il se sente en confiance et accompagné dans cette grande expérience de la nourriture solide ! Votre bébé pourra ainsi naviguer en eaux tranquilles tel un Christophe Colomb à la découverte de la purée de carottes !

7 **Si vous allaitez et désirez poursuivre,** continuez à fonctionner « à la demande ». Au début, entamez les repas en proposant un peu le sein d'abord puis à la fin du repas si bébé en manifeste le désir.

8 **Utilisez principalement des légumes et fruits à la fois bio et de saison.** Cuisez-les dans de l'eau minérale, pas dans l'eau du robinet.

9 **Augmentez la fréquence des repas en douceur :** deux à trois repas par jour entre 6 à 8 mois, trois à quatre repas par jour à partir de 9 mois, avec un ou deux goûters si besoin.

10 **Si bébé est allaité,** complétez vos préparations avec un supplément de vitamines et minéraux qu'on peut trouver dans des huiles alimentaires « spéciales bébé ». Pour un bébé biberonné, vérifiez les compositions du lait infantile pour que l'huile ne soit pas un surplus trop riche.

11 **Si bébé est malade,** augmentez l'apport liquide ou les aliments mous pour faciliter l'alimentation et favoriser l'hydratation.

12 **Ne rajoutez ni sucre, ni sel** (ni épices fortes telles que le piment !) : ne comparez pas son alimentation à vos propres goûts. De même, si vous donnez le même légume durant plusieurs jours, voire semaines, bébé ne s'en lassera pas.

13 **La préparation des plats de bébé** dépend beaucoup de votre rythme de vie... dès que vous le pouvez, préparez-lui des repas juste avant de lui donner. Pour ce qui est des méthodes de cuisson et de conservation, référez-vous à la p. 116.

14 **La première année, la nourriture doit être peu variée.** Chaque changement peut provoquer une allergie ou une mauvaise digestion, laissez donc le corps de votre bébé s'adapter à chaque nouvel aliment. Il va en plus s'habituer tranquillement à chaque goût. Si l'on mélange tout il ne s'y retrouvera plus et sa digestion sera compliquée. Les premiers temps, n'introduisez qu'un légume par semaine. Vous pouvez ajouter de la pomme de terre à vos légumes pour enrichir, mais pas forcément à chaque repas !

15 **Vous pouvez commencer sur le temps du midi,** afin de voir comment l'enfant réagit dans la journée (si allergie) et pour éviter de le coucher le ventre plein.

16 **La mastication** permet de secréter les substances nécessaires à la digestion. Passées les premières semaines d'introduction des aliments, vous pouvez donner les purées un peu plus épaisses pour que bébé mastique, surtout s'il a des dents !

#MonBébéC'estLePlusBio !

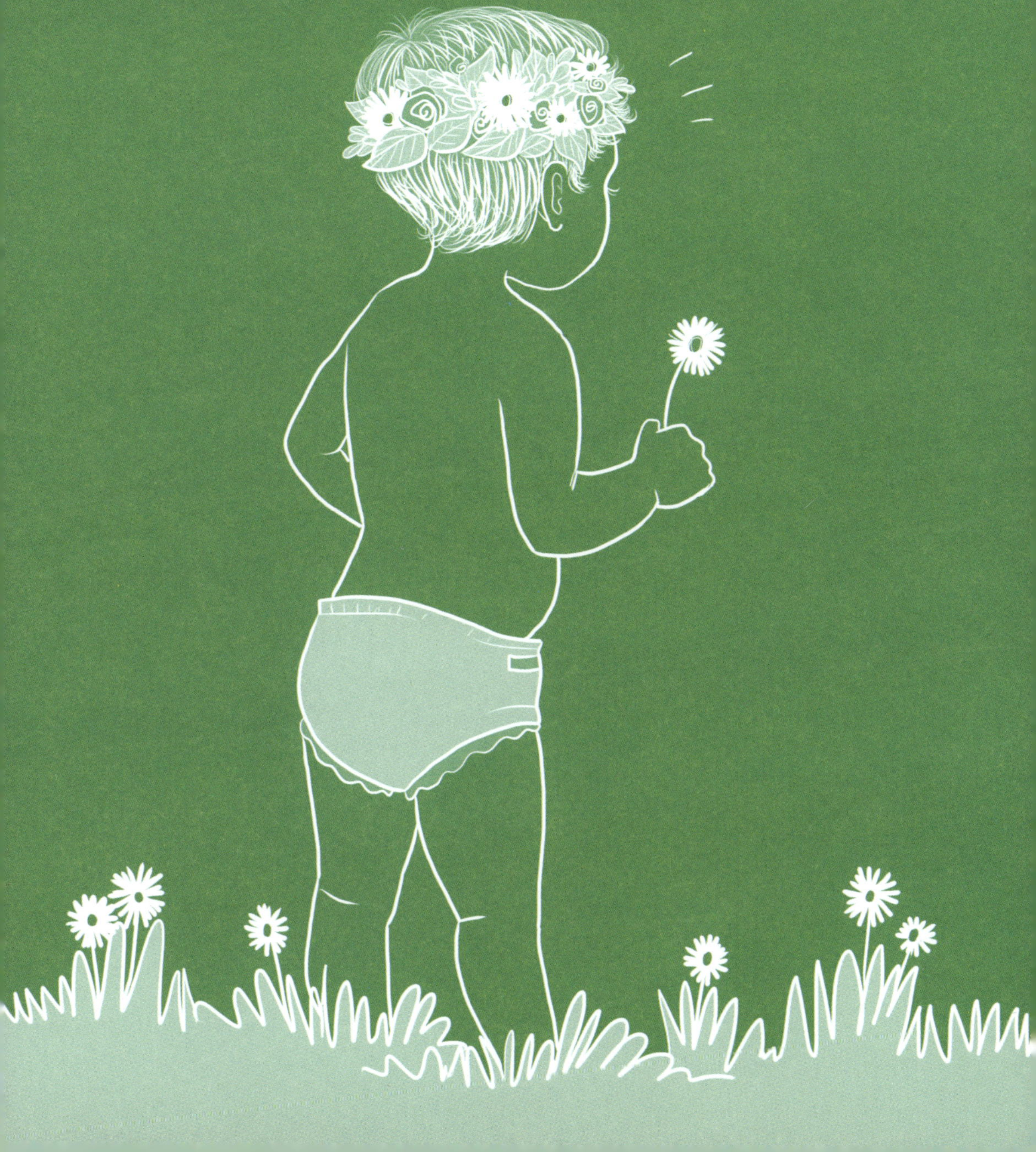

CUISSON ET CONSERVATION, FAITES VOTRE CHOIX !

C'est souvent notre rythme de vie plus que notre conviction intime qui nous fait opter pour un certain mode de cuisson et de conservation... Si vous ne disposez pas de beaucoup de temps, vous pourrez congeler des petits plats à l'avance. Si vous avez trouvé une nounou en or, elle cuisinera des purées et compotes bio à votre bébé. Si vous avez du temps, vous pourrez préparer chaque repas avant de le lui donner. En résumé : chacun fait au mieux de ce qu'il peut !

Le challenge : cuire sans altérer les apports bénéfiques des aliments !

La cuisson au micro-ondes est déconseillée... il déglingue tous les bons nutriments !
Au cuit vapeur en dessous de 90 °C.
À l'étouffée, dans une casserole fermée avec peu d'eau minérale, sur feu doux.
Réchauffez plutôt au bain-marie qu'au micro-ondes, en dessous de 90 °C.
Soit vous mettez les légumes à cuire en gros morceaux et vous les mixez ensuite, soit vous les mixez avant de les cuire !
Jetez l'eau qui résulte de la cuisson des pommes de terre. Elle contient des substances toxiques.

Conserver un stock d'avance pour gagner du temps quand on doit déjà courir partout !

Vous pouvez conserver au réfrigérateur une purée ou compote d'avance pour deux jours, pas plus, en la mettant dans un petit pot bien fermé.
Ne congelez ou mettez au frigo qu'après le refroidissement complet de vos préparations.
Au congélateur, vous pourrez verser vos préparations dans un petit bac à glaçons au début de la diversification car ils équivalent à deux ou trois cuillères et cela suffira à un tout-petit.
Lorsque bébé mangera des petits pots entiers, vous pourrez congeler vos purées et compotes dans des pots (en verre ou en plastique sans perturbateurs endocriniens) en n'oubliant pas de les étiqueter pour indiquer les aliments et la date de congélation. Ils se conservent deux mois.
Le réchauffage peut se réaliser au bain-marie ou même dans certains chauffe-biberons, mais surtout pas au micro-ondes.
Sortez la veille au soir les petits pots du congélateur qui seront nécessaires le lendemain et mettez-les au réfrigérateur.

QUAND FAIRE MANGER QUOI ?

La diversification alimentaire peut se révéler un véritable casse-tête : certains aliments à ne pas donner avant 6 ou 12 mois, voire 3 ans, d'autres oui mais seulement cuits, trouver des fruits et légumes bio et de saison, prendre des précautions à cause des allergènes... la liste des aliments par âge – ou plutôt par maturité intestinale – est longue à faire. Ça tombe bien, nous vous l'avons faite !

Au début de la diversification (bébé a 5-7 mois) :

Les **fruits** de saison en priorité, cuits et doux comme la pomme, la poire, la pêche, la banane, l'abricot, le coing, les prunes (mirabelles, quetsches...). **À introduire un mois après les légumes.**

Les **légumes** de saison, cuits et doux comme la carotte, le blanc de poireau, le panais, la courgette (sans la peau ni les pépins), le brocoli (que la tête), la patate douce, la pomme de terre, les diverses courges, la betterave. Les salades douces (laitue...) peuvent être cuites.

On peut intégrer les **légumes en jus** dans un biberon (pour les biberonnés).

À partir de 7 mois, on peut intégrer les **céréales sans gluten** : riz, maïs, millet, sarrasin, tapioca, polenta.

Vers 7-8 mois, si bébé n'est pas allaité on peut intégrer des **produits laitiers** : fromages blancs de chèvre, brebis ou vache, ni salés ni sucrés à rajouter dans les purées. Si vous allaitez, ces ajouts sont absolument inutiles. Veillez à sélectionner des produits laitiers bio...

Les **huiles** : une cuillère à café par jour. Rajoutez-les après le réchauffage ou la cuisson, afin de conserver leurs propriétés.

Au bout de trois mois de diversification (bébé a 9-12 mois) :

Les **fruits** de saison cuits. On peut faire goûter les fruits crus si sa version cuite a déjà été intégrée avant (sauf la pomme car risque d'étouffement). On peut tenter les agrumes et kiwis si c'est la saison mais ils sont allergènes et très acides (ils provoquent des diarrhées ou des érythèmes fessiers).

Les **légumes** plus fibreux et de saison comme le poireau, l'épinard, les haricots verts, les blettes (la partie verte puis la partie blanche vers 11-12 mois), la tomate, l'aubergine et le poivron (sans la peau !), le brocoli (la tête et le pied désormais), les endives, les choux, les champignons et le navet (à donner avec des féculents).

On peut intégrer les **légumineuses** les plus digestes : lentilles corail, pois cassés.

Les **huiles** : une cuillère à café par jour. Rajoutez-les après le réchauffage ou la cuisson, afin de conserver leurs propriétés.

On peut proposer à bébé des **biscuits infantiles** ou **pains de fleur** à grignoter, surtout s'il a des dents, toujours sous surveillance qu'il n'avale pas de trop gros morceaux et fasse des fausses routes. Vérifiez bien la composition : pas de sel, pas de sucre, pas d'huile de palme et tous les autres trucs qui pourraient être tout pourris pour un tout-petit !

Les **céréales avec gluten** peuvent être intégrées avec parcimonie (très allergènes) : blé, seigle, orge, avoine, épeautre. Une cuillerée dans la purée du midi ou le biberon du matin.

Vers 11-12 mois, on peut intégrer les **volailles** à raison d'une cuillère à café par jour (10 g).

Le **blanc d'œuf dur**, à condition qu'il soit très bien cuit. Un quart suffit.

Les **épices** et **herbes aromatiques douces**, en petite quantité et cuites avec la préparation.

À partir de six mois de diversification (bébé a plus de 12 mois) :

On peut faire goûter les **fruits crus**.

On peut intégrer les **légumes crus fibreux** : tomates, avocats, concombres...

Les **légumineuses** (plus compliquées à digérer... voire irritantes) : lentilles vertes, pois chiches, haricots.

Un peu d'**œuf dur**, avec précaution (risque d'allergies) et seulement s'il est très bien cuit (risque de salmonellose si encore liquide). Un demi-œuf suffit.

Attention au céleri, un grand allergène (pas avant 1 an).

Les **huiles** : une cuillère à café par jour. Rajoutez-les après le réchauffage ou la cuisson, afin de conserver leurs propriétés.

On peut intégrer le **porc**, (protéines à raison d'une cuillère à café par jour).

Le **bœuf**, une fois par semaine, une cuillère à café.

On peut intégrer les **poissons blancs** puis les **poissons gras** (sardine, saumon, maquereau) mais pas le thon (trop de métaux lourds).

L'**oignon** et l'**échalote**, cuits et en petite quantité.

Le **miel** à très petites doses.

L'**ail**, à petites doses, cuit dans la préparation.

Bébé a plus de 18 mois :

On peut intégrer les **fruits exotiques**, à petites doses.

Les **huiles** : une cuillère à soupe par jour. Rajoutez-les après le réchauffage ou la cuisson, afin de conserver leurs propriétés. À 36 mois vous pourrez passer à deux cuillères à soupe par jour.

On peut intégrer les **viandes riches en toxines** : mouton, agneau... à raison d'une cuillère à café par jour (10 g) puis d'une cuillère à soupe par jour (20 g) à partir de 24 mois. Enfin, à partir de 36 mois, trois cuillères à soupe par jour (60 g). Les protéines fatiguent les reins si elles sont données trop tôt et en trop grosses quantités.

Le **jaune d'œuf liquide** pas avant 3 voire même 6 ans à cause du risque de salmonellose.

Le **fast-food** : la première intégration est à repousser au plus tard !

Les **bonbons**, le **chocolat**, les **chips** et autres **cochonneries** : pas avant 3 ans... à repousser au plus tard aussi !

EXEMPLES DE RECETTES
pour entamer la diversification

En manque d'inspiration pour les premières compotes et purées ? Voici quatre recettes adaptées au début de la diversification, toutes simples et qui ne demandent que quelques minutes de préparation, pour faire découvrir à votre bébé de nouveaux goûts.

Purée de carottes bête comme chou !

Ingrédients

- quelques carottes si vous voulez en congeler d'avance, ou une seule si c'est pour donner à manger deux repas de suite
- de l'eau minérale mentionnée « *adaptée à la préparation des aliments des nourrissons* »

Préparation : épluchez les carottes et coupez-les en petits morceaux. Passez-les 15 minutes au cuit vapeur ou bien un bon quart d'heure également à l'étouffée dans une casserole avec de l'eau minérale jusqu'à mi-hauteur des légumes. Vérifiez leur cuisson en piquant avec la pointe d'un couteau si elles sont encore fermes ou bien cuites. Égouttez-les puis mixez-les. Pour une texture plus liquide en début de diversification, ajoutez un peu d'eau minérale ; pas le jus de cuisson car il contient des nitrites.

Plus tard vous pourrez enrichir cette purée avec une pomme de terre.

Au moment de servir, ajoutez une cuillère à café d'huile alimentaire pour bébé (une seule par jour).

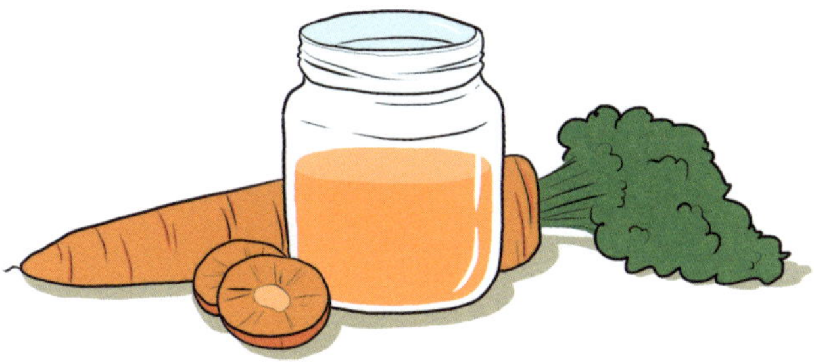

Duo de compotes de betterave onctueuse et de pomme délice pour petit gourmand

(Titre à rallonge classieux juste pour dire que c'est une compote pomme-betterave.)

Ingrédients

- 1 pomme et 1 betterave de la même taille environ
- de l'eau minérale mentionnée « *adaptée à la préparation des aliments des nourrissons* »

Préparation : épluchez la betterave et la pomme. Retirez les pépins de cette dernière puis coupez le tout en petits morceaux. Passez-les au cuit vapeur une dizaine de minutes ou à l'étouffée dans une casserole avec de l'eau à mi-hauteur de la préparation. Vérifiez la cuisson avec un couteau qui doit s'enfoncer dans la betterave comme dans du beurre. Ignorez les airs faussement choqués de tata Lucette qui pense que c'est complètement tordu de mélanger un fruit et un légume. Égouttez le tout et mixez bien bruyamment au moment où la vieille veut vous faire une remarque.

Au moment de servir, ajoutez une cuillère à café d'huile alimentaire pour bébé (une seule par jour).

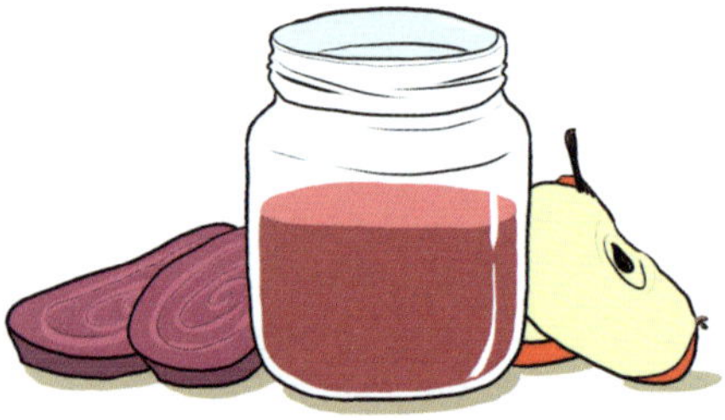

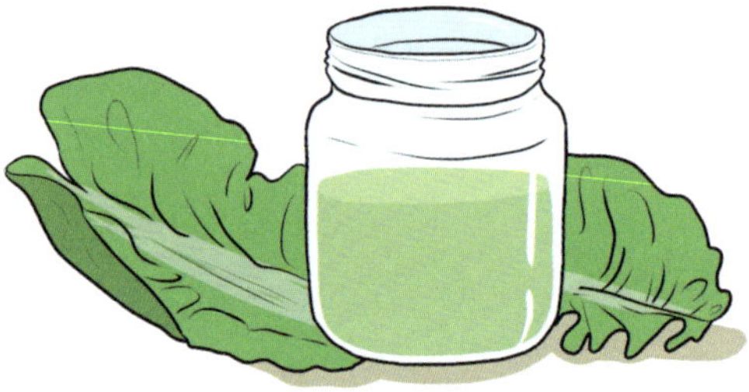

Purée de « Laitue it Be »

(Tentative de jeu de mots pourri.)

Ingrédients

- 150 g de laitue
- de l'eau minérale mentionnée « *adaptée à la préparation des aliments des nourrissons* »

Préparation : lavez et essorez la salade. Faites-la cuire à peine 5 minutes en cuit vapeur ou dans une passoire ou panier à cuisson à l'intérieur d'une casserole sans être en contact avec l'eau de cuisson. Mixez avec un peu de jus de cuisson, c'est prêt : purée de laitue it be !

Au moment de servir, ajoutez une cuillère à café d'huile alimentaire pour bébé (une seule par jour).

Purée ! Des blancs de poireaux !

(Titre de recette juste pour le kiff de crier « purée ! » dans un bouquin.)

Ingrédients

- 1 poireau
- de l'eau minérale mentionnée « *adaptée à la préparation des aliments des nourrissons* »

Préparation : retirez la première couche de blanc, jetez le bout avec les racines, séparez la partie verte puis gardez-la pour un plat à vous. Coupez le blanc dans la longueur et rincez bien à l'eau pour retirer la terre. Placez 10 minutes au cuit vapeur ou à l'étouffée dans une casserole avec un peu d'eau minérale. Mixez avec un peu de jus de cuisson. Vous pouvez éventuellement rajouter une petite pomme de terre (cuite séparément et jetez l'eau de cuisson) pour l'enrichir.

Au moment de servir, ajoutez une cuillère à café d'huile alimentaire pour bébé (une seule par jour).

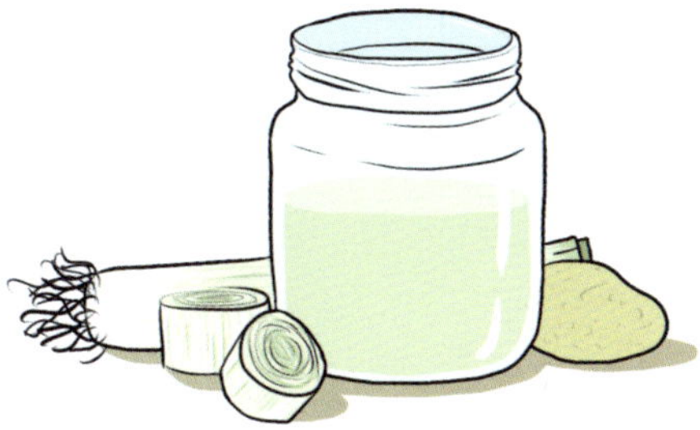

— LA DME, QU'ÈSAQUO ? —

L'explication en dix points d'une diversification rigolote et effrayante à la fois !

Il existe une autre manière (extraterrestre) d'introduire la nourriture chez bébé, c'est la DME, la Diversification Menée par l'Enfant. Lorsqu'on juge qu'il est « prêt », on n'introduit pas de purées mais des morceaux cuits et mous, sans intervention de l'adulte : c'est bébé qui gère son repas et mange seul, avec ses doigts, comme un divertissement plus qu'une nécessité. Par là même il redécore aussi tout ce qui se trouve à moins d'un mètre de sa chaise haute !

1 — On peut commencer cette méthode de diversification uniquement si l'enfant sait se tenir assis seul sur une chaise haute, le dos droit, qu'il est capable de saisir un objet et de le porter à sa bouche, souvent aux environs de ses 6 mois. Les parents attendent surtout qu'il montre une très forte envie de manger ce que l'adulte met à sa bouche.

2 — Avec la DME, pas de purées ni de compotes, on donne des morceaux puis l'aliment entier !

3 — Bébé découvre les aliments en utilisant quasiment tous ses sens, la vue, l'odeur, le goût et le toucher. Pas l'ouïe parce que les carottes et courgettes ne crient pas quand il les mange. Il goûte avec ses doigts et s'en met partout, c'est une vraie orgie… mais le parent qui pratique la DME est tout à fait conscient qu'il va devoir nettoyer pendant deux heures après chaque repas !

4 — L'enfant développe sa motricité fine, en devant tenir de tout petits aliments entre ses doigts (les petits pois par exemple).

5 — En DME, le parent n'intervient pas, même si l'enfant a un haut-le-cœur… on le laisse gérer seul car il est naturellement capable d'un réflexe vomitif si un aliment est trop gros. On ne met surtout pas directement de morceaux dans sa bouche, c'est au bébé de sentir s'il est capable d'ingérer ou pas certains morceaux. Il est libre (Max).

6 — La mastication des morceaux permet de muscler la mâchoire et de fabriquer les substances nécessaires à la digestion. En résumé, un enfant qui mâche bien, c'est un enfant qui défèque bien !

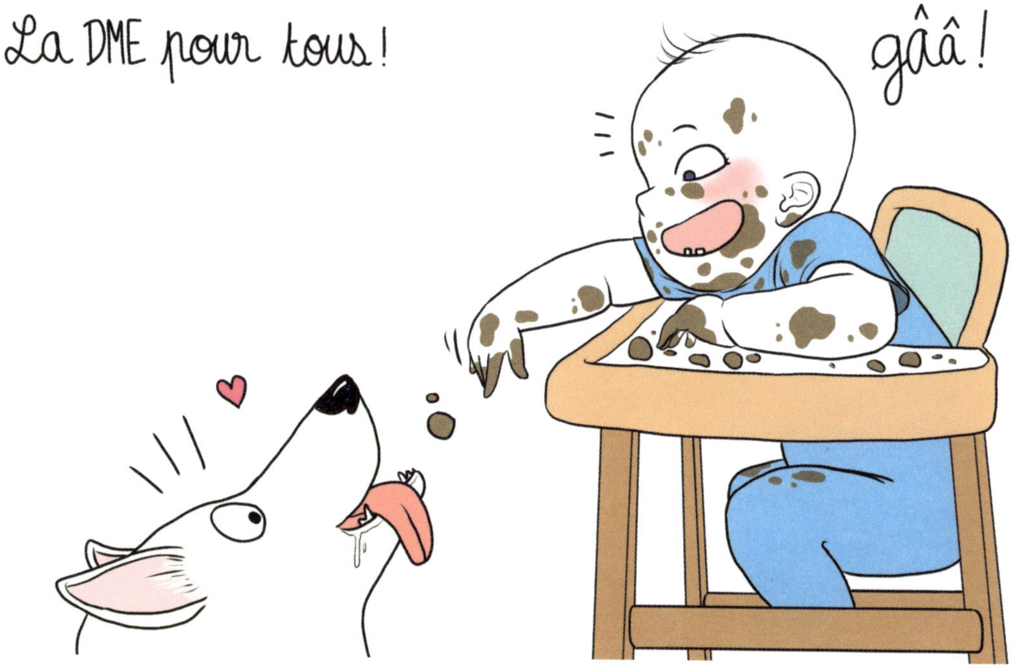

7 **En DME, le parent doit absolument rester près de son bébé** pour veiller à ce qu'il ne s'étouffe tout de même pas. Surtout les premiers mois, les moments où bébé est à deux doigts de la « fausse route » sont des instants atrocement angoissants. C'est le côté très négatif de la méthode.

8 **On ne donne pas directement d'aliment à croquer,** cru, énorme, comme ça ! On commence en douceur, par proposer par exemple des bâtonnets de carotte cuite, des rondelles de patate douce cuite, de la purée d'avocat écrasée à la fourchette, une tranche de melon d'eau avec la peau lavée, des morceaux mous et écrasés à la fourchette de pomme cuite. Plonger ses doigts dans une purée de légumes, les ressortir pour les regarder et les mettre dans la bouche pour goûter, voilà le côté positif de la DME.

9 **Au bout de trois semaines,** les parents voient si l'enfant est « fait » pour la DME ou s'il n'est pas prêt.

10 **On investit dans un tablier-bavoir à manches** (on se retient de prendre aussi une combinaison et de mettre des bâches au sol !) parce que la DME est extrêmement salissante.

— LE SEVRAGE DE L'ALLAITEMENT —

tout en douceur

Vous sentez que c'est le moment de vous défaire de l'allaitement ou bien vous reprenez le travail et ne vous sentez pas le courage de tire-allaiter... quoi qu'il en soit, un sevrage s'appliquera en douceur, étape par étape.

Vous allez tout d'abord remplacer une tétée par un biberon, de préférence en journée.

Selon le rythme que vous voulez prendre, supprimez ensuite une tétée par semaine ou par mois, puis remplacez par un biberon afin de réaliser un sevrage progressif.

S'il s'agit d'un sevrage en vue de reprendre le travail, vous pouvez commencer quatre-cinq semaines avant la reprise, en gardant les tétées du matin et du soir lorsque vous retournerez au boulot.

Sachez qu'un bébé ne se nourrit pas de biberons comme de lait maternel... si vous donniez sept à huit tétées par jour, bébé prendra alors plutôt cinq à six biberons par jour. En effet, le lait infantile se digère en plus de temps et « cale » beaucoup plus.

Il s'agit de prendre le temps d'habituer bébé à un nouveau rythme et son corps à une nouvelle digestion, mais aussi d'habituer le sein de maman à être moins stimulé. La poitrine doit rester souple, sans boules dures ni zones rouges et chaudes.

Être progressif c'est aussi prendre moins de risque de mastite.

Gardez en dernier « la tétée de confort » du soir.

Du côté de bébé, se retrouver soudainement à boire un biberon sans contrôler la succion, le débit et sans l'odeur de sa mère peut être perturbant. Afin que ce passage se déroule au mieux, expliquez-lui au préalable pourquoi il reçoit un biberon et que cela ne change rien à votre amour pour lui. Tenez-le assis, pas semi-couché, laissez-le aller à la tétine du biberon de lui-même. Laissez-lui le temps d'apprivoiser la bête, puis téter sans être contraint d'avaler – gardez donc le biberon à l'horizontale. Peut-être qu'au début, votre enfant ne boira que quelques gorgées et pas le contenant entier, ce n'est pas grave, ne le forcez pas à finir.

Clôturez le sevrage en proposant la dernière tétée qu'un soir sur deux. Puis en réduisant l'écart encore.

... Votre poitrine vous appartient désormais à nouveau !

SORTIR DES SENTIERS BATTUS POUR EXPLORER D'AUTRES PISTES

Quand vous devenez parent, vous avez envie de vous plonger profondément dans la parentalité, en explorant des pistes qui vous séduisent, en apprenant à avoir de nouveaux principes, en découvrant des concepts que vous n'auriez jamais soupçonnés – même si après deux ou trois enfants, on revoit ses exigences à la baisse – et en parallèle à votre enfant, vous faites également l'apprentissage d'un nouveau monde. Pour sortir un peu hors des sentiers battus, voici quelques pistes à explorer pour aller plus loin.

· **L'éducation positive**, une méthode – magique – d'éducation ni permissive ni punitive qui permet de développer chez l'enfant l'autodiscipline, le sens des responsabilités, l'autonomie, l'envie d'apprendre, le respect mutuel, la confiance en soi… sans que le parent ait à s'énerver ou à crier ! L'autorité s'exerce sans soumission, avec un savant mélange de fermeté et de bienveillance. Pour explorer cette piste, vous pouvez vous procurer L'Éducation positive de la collection « Le guide décapant des Parents Imparfaits ».

· **Le maternage proximal**, la façon la plus naturelle de répondre aux besoins d'un bébé. En résumé, c'est totalement l'inverse de ce que nos parents ont fait ! On préfère l'allaitement au biberon, on pratique le portage et les bercements plutôt que le fameux « laisse-le pleurer, il fait sa voix », on pratique le cododo au lieu d'isoler l'enfant dans sa propre chambre… et contrairement à ce qu'on pourrait croire, le père est très sollicité et impliqué dans cette parentalité intense.

· D'ailleurs, le **cododo** c'est quoi exactement ? Ce n'est pas forcément dormir tous ensemble dans un même lit, avec le bébé, la grande sœur, le doudou, le chien, le chat, le poisson rouge… il y a plusieurs variantes. Le simple fait de placer le lit de bébé dans votre chambre relève du cododo. D'une part, cela facilite les allers-retours la tête dans le pâté pour les tétées/biberons nocturnes ; d'autre part cela prévient de la MSN (mort subite du nourrisson) qui peut survenir dans les six premiers mois de vie. En effet, des études ont démontré que les respirations et bruits des parents dans leur sommeil maintenaient bébé « en veille » et l'empêchaient de tomber dans un sommeil trop profond où il « oublie » de respirer. Le fait d'être à proximité de l'enfant dans la nuit permet de réagir rapidement en cas d'arrêt respiratoire. Le cododo réduit les risques de MSN à hauteur de 60 %. Au-delà de cet aspect un peu flippant, le cododo permet de répondre à tous les besoins de bébé, comme le maternage proximal le préconise. On profite de son merveilleux visage endormi qu'on ne se lasse pas de contempler et on évite d'aller cinquante fois par nuit regarder dans sa chambre s'il respire (psychotage classique de parent). Il existe aussi des berceaux dont un pan est retiré pour offrir une continuité du lit conjugal auquel il est attaché. Enfin, certains parents apprécient de dormir en famille, en collant plusieurs lits les uns aux autres pour former un mega king-size ; une pratique déjà utilisée depuis des centaines d'années dans les pays orientaux. On pourrait croire que ça peut altérer la vie de couple mais au contraire, cela pousse à être plus créatif... (il y a d'autres pièces dans la maison !).

· Le **portage** est aussi un élément clé du maternage proximal, qui n'est absolument pas réservé qu'à la mère. Il agit en vraie thérapie lors des coliques et des poussées dentaires et lutte contre la plagiocéphalie – syndrome de la tête plate, lorsque le bébé est allongé trop souvent et que l'arrière de sa tête se déforme. Il permet de conserver les mains libres tout en gardant votre chérubin contre votre poitrine, au chaud, dans votre odeur naturelle, en sentant sa peau contre la vôtre et en écoutant sa respiration, sa tête à hauteur de bisous... le portage est autant bénéfique pour le bébé, que pour le parent ! Le bonus : ça enquiquine tata Lucette qui désapprouve et trouve que votre écharpe fait trop tribale, qui se sent frustrée de ne pas pouvoir vous arracher bébé des bras et qui râle tout en racontant que de son temps, c'était mieux, car de son temps on était civilisé et on n'imitait pas les modes de vie préhistoriques !

· La **pédagogie Montessori** est une méthode créée en 1907 par une médecin italienne Maria Montessori, qui repose sur l'éducation sensorielle et kinesthésique de l'enfant. Elle propose du matériel et des outils concrets, attractifs, conçus de manière scientifique, qui permettent de s'auto-corriger et de progresser dans tous les domaines. C'est une pédagogie humaniste, qui répond aux besoins des enfants dans une ambiance épurée, préparée pour l'épanouissement de toutes les personnalités possibles, en les rendant et les faisant se sentir libres dans l'apprentissage. On permet aux petits d'améliorer leur concentration, la prise de conscience et de responsabilité, la décision, le dépassement de soi et l'autonomie, tout en favorisant les échanges sociaux. Vous pouvez commencer avec la fabrication de mobiles Montessori pour votre nouveau-né, puis l'installation d'un « nido ». C'est un espace sensoriel et douillet destiné aux bébés de la naissance jusqu'à 18 mois, voire plus. Il est pensé, rangé et organisé de manière à rassurer, stimuler, éveiller, faire développer la motricité et les compétences de bébé, à l'encontre du transat ou d'un parc, en laissant l'enfant libre de ses mouvements. Il est généralement composé d'un tapis, d'une barre de brachiation, d'un miroir en plexiglas, d'un mobile, d'images contrastées dans les premiers temps puis plus tard il se complète d'un coin lecture, un coin jeux et un coin musique.

- La **motricité libre** se situe dans la même veine que la pédagogie Montessori : on laisse l'enfant libre de ses mouvements et de son rythme afin de devenir autonome. Il progresse donc comme il le souhaite, acquiert des capacités et confiance en lui sans que le parent intervienne : on ne le pend pas par les mains pour le forcer à marcher, on ne le met pas dans une position qu'il n'a pas encore acquise et dont il ne peut s'extraire seul, on ne le cale pas dans des coussins pour le forcer à s'asseoir et enfin on ne l'enferme pas dans un transat ou un parc. On peut par exemple installer un nido d'inspiration Montessori ou une couverture sur un tapis, tout simplement. Car c'est au sol que l'enfant va apprendre et expérimenter toutes les étapes « moteurs ». Le trotteur ou youpala est à bannir, car il cause de nombreuses malformations et se voit même interdit au Canada depuis 2004 ! On ne lui met pas de chaussures dures qui peuvent déformer le pied et on favorise l'aspect sensoriel et le respect de la forme du pied avec des chaussons souples. D'inspiration Montessori également, lorsque bébé saura marcher, vous pourrez vous procurer ou fabriquer « une tour d'observation » ou « tour d'apprentissage » qui permet à un enfant de se trouver sur une tour sécurisée, à la même hauteur que le plan de travail et de participer aux activités quotidiennes et acquérir plus d'autonomie : cuisine, lavage de mains, observation des gestes de ses parents...

- **Apprendre à signer avec bébé**, afin de pouvoir communiquer avec lui avant même qu'il puisse verbaliser. Exprimer ses besoins, émotions, sensations permet d'éviter beaucoup de frustrations et un éveil plus épanoui. Il existe donc une sorte de « dictionnaire » du signe pour bébés (manger, boire, triste, content, pipi, caca, etc.) et des ouvrages pour aller plus loin, mais également des ateliers organisés dans toute la France.

Dans la même collection

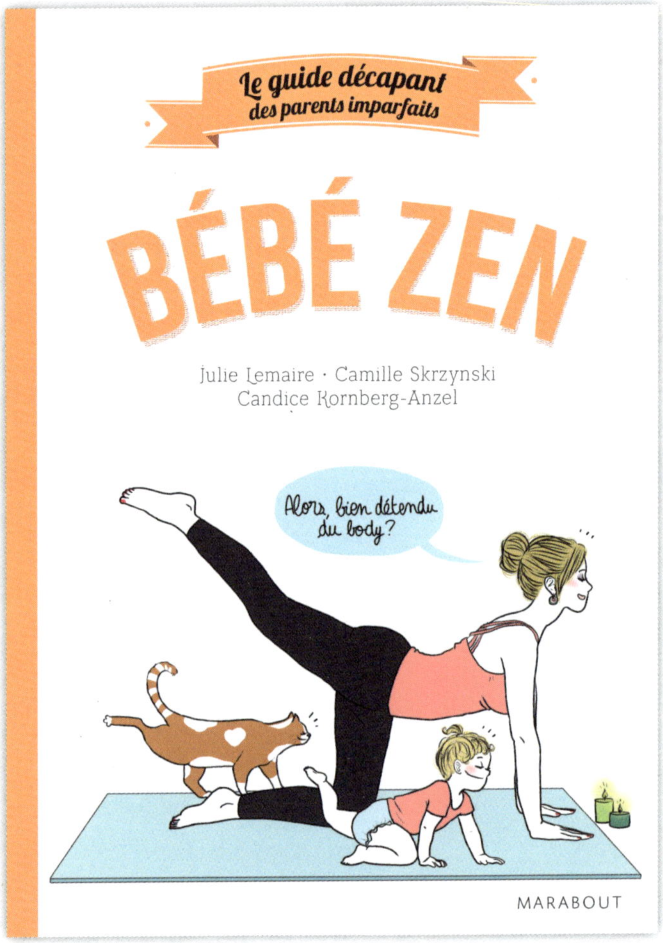

Mise en pages : Cipanga
Imprimé en 2017 chez Macrolibros en Espagne
Pour le compte des éditions Hachette Livre (Marabout)
58, rue Jean-Bleuzen, 92170 Vanves
Dépôt légal : janvier 2018

ISBN : 978-2-501-12881-0
3586574
Édition 1